Inhalt

W0380456

Abkürzungen

DRV	Deutsche Rentenversicherung (Bund/regional)
BG	Berufsgenossenschaft
CED	Chronisch entzündliche Darmerkrankungen
C.u.	Colitis ulcerosa
C.T.	Computertomographie
DCCV	Deutsche Morbus Crohn/Colitis ulcerosa Vereinigung
GdB	Grad der Behinderung
HLA	Histokompatibilitätsantigen (eine auf den Chromosomen angesiedelte Blutzelleigenschaft)
ILCO	Deutsche Ileostomie-Colostomie-Urostomie-Vereinigung
M.C.	Morbus Crohn
MRT	Magnetresonanztomographie, auch Kernspintomographie genannt
MTX®	Methotrexat
®	registriertes Warenzeichen, Namensschutz für Arzneimittel
bzgl.	bezüglich
ggf.	gegebenenfalls
i. d. R.	in der Regel
d.h.	das heißt
u. a.	unter anderem
usw.	und so weiter
o.a.	oben angeführt
o.ä.	oder ähnlich
s.	siehe
s. a.	siehe auch
SGB	Sozialgesetzbuch
s. o.	siehe oben
supp.	Suppositorium = Zäpfchen
z.B.	zum Beispiel

Autorenverzeichnis

Dr. med. Rainer Langsch
Klinik Niederrhein
Hochstr. 13-19
53474 Bad Neuenahr-Ahrweiler

Claudia Oswald-Timmler
Arbeitskreis Sozialrecht der DCCV e.V.
Inselstr. 1
10179 Berlin

Dr. med. Gero Steimann
Klinik Föhrenkamp
Birkenweg 24
23879 Mölln

Dipl.-Psych. Thomas Tuschhoff
Otolfstraße 19
97980 Bad Mergentheim

Dr. med. Eberhard Zillessen
Katharinenstr. 20
55124 Mainz

Vorwort zur 6. Auflage

Dieses Werk will Betroffene informieren und ihnen helfen, eine Vorstellung von den körperlichen Besonderheiten und Verständnis für die notwendigen Therapien oder Veränderungen im persönlichen Leben zu entwickeln. Sie sollen dadurch zu Experten in eigener Sache werden und an Entscheidungen bezüglich der eigenen Erkrankung mitwirken.

Informierte Patienten können häufig bessere Strategien im Umgang mit der Erkrankung entwickeln und eine höhere Lebensqualität erreichen – trotz Erkrankung oder Beeinträchtigungen.
Durch Erfolgserlebnisse beim Bewältigen der Krankheit verbessert sich nicht selten das persönlich empfundene körperliche und seelische Erleben.

Fragen zu den Auswirkungen einer Erkrankung auf das gesamte Leben treten in jeder Phase des Krankheitsprozesses auf. Oft ändern sich im Verlauf jedoch die Inhalte, sodass das Bedürfnis nach Antworten wohl nie nachlässt.

Eine Antwort ist aber nur dann etwas wert, wenn ihr Empfänger etwas damit anfangen kann. Er muss sie einordnen können in die vorhandenen Vorstellungen vom Leben bzw. in das bereits erworbene Wissen zu seiner Erkrankung. Nicht auf jede Frage gibt es eine Antwort, manchmal jedoch sogar mehrere, die je nach Adressat hilfreich, passend oder unpassend sein können.

Auch in der sechsten, erweiterten und aktualisierten Auflage versuchen die Autoren, möglichst viele passende und hilfreiche Antworten zu finden. Es wurde Wert auf eine allgemein verständliche Sprache gelegt. Wo es sinnvoll erschien, wurden geläufige Fremdworte erklärt. Auf Fachliteraturangaben wurde bewusst verzichtet.

Durch Querverweise auf andere Stellen innerhalb der Publikation soll das Querlesen auch mit elektronischen Medien erleichtert werden. Interessierte werden auf Webseiten von seriösen Organisationen oder Selbsthilfegruppen verwiesen.

Bei Rehabilitationsbehandlungen in Einrichtungen, in denen Mitglieder der Gesellschaft für Rehabilitation bei Verdauungs- und Stoffwechselkrankheiten e.V. (GRVS) tätig sind, kann die Publikation auch als schulungsbegleitendes Informationsmaterial verwendet werden. Ebenso kann sie als Buch im Buchhandel oder elektronisch über die Homepage der GRVS bezogen werden.

Allen, die an diesem Werk mitgewirkt haben, sei an dieser Stelle für ihre Arbeit, die sie kostenlos erbracht haben, herzlich gedankt.

Wenn es der vorliegenden Publikation gelingt, Orientierung oder gar Antworten zu geben und Betroffenen zu einem besseren Krankheitsmanagement und einer verbesserten Lebensqualität zu verhelfen, so hat sie ihren Zweck vollstens erfüllt.

Dr. Harald Fischer (Vorsitzender der GRVS)
Dr. Rainer Langsch (ltd. Abteilungsarzt der Klinik Niederrhein)

> Gebt Euch niemals der Verzweiflung hin -
> sie hält ihr Versprechen kaum.
> *(Stanislaw Jerzy Lec: Neue unfrisierte Gedanken)*

Vorwort zur 3., 4. und 5. Auflage

In der Gesellschaft für Rehabilitation bei Verdauungs- und Stoffwechselkrankheiten e.V. (GRVS) sind Mitglieder verschiedener Berufsgruppen organisiert, die in der gastroenterologisch-metabolischen Rehabilitation tätig sind. Die GRVS hat sich zum Ziel gesetzt, die Rehabilitation in ihrem Arbeitsfeld weiterzuentwickeln und voranzubringen. Dazu gehört die Erarbeitung von Behandlungskonzepten und Schulungsmaterialien für Patienten.
Dr. med. Eberhard Zillessen, langjähriger leitender Arzt der Klinik Niederrhein der DRV Rheinland in Bad Neuenahr-Ahrweiler und Gründungsmitglied der GRVS, hat gemeinsam mit seinem therapeutischen Team eine Sammlung von ursprünglich genau 200 Fragen und Antworten für Betroffene von Morbus Crohn und Colitis ulcerosa zusammengestellt. Diese Broschüre wurde in der Crohn-/Colitis-Gruppe der Klinik Niederrhein verteilt. Auch in befreundeten Fachkliniken fand sie bei den Patienten und dem Personal großen Anklang. Eine noch größere Verbreitung fand sie, nachdem sie im Internet veröffentlicht wurde. Sie ist von der GRVS-Homepage mehrere tausend Mal heruntergeladen worden.
Die vielen positiven Rückmeldungen für diese Arbeit und die große Nachfrage waren der Anlass für die GRVS, die Broschüre 10 Jahre nach ihrer Entstehung zu aktualisieren und in gedruckter Form herauszubringen. Es sind noch ein paar Fragen und Antworten hinzugekommen. Aus den 200 Fragen wurden jetzt 213.
Dank sagt die GRVS in erster Linie Dr. Eberhard Zillessen und seinen Mitarbeitern für die geleistete Arbeit, die sie unentgeltlich erbracht haben. Danken möchte sie auch Herrn Dr. med. Rainer Langsch, unter dessen Federführung die Aktualisierung des Textes durchgeführt wurde. Mitgewirkt hat daran die Arbeitsgruppe Sozialrecht der Deutschen Morbus Crohn/Colitis ulcerosa Vereinigung DCCV, die den sozialrechtlichen Teil auf den neuesten Stand gebracht hat. Für diese wertvolle Unterstützung bedankt sich die GRVS vielmals. Sie ist der Beweis dafür, dass die Zusammenarbeit zwischen Betroffenen und Experten bestens funktioniert.
Prof. Dr. med. Hubert Allgayer, Priv.-Doz. Dr. med. Christoph Reichel und Dipl.-Psych. Thomas Tuschhoff sei für das Lektorat gedankt.
Die GRVS wünscht den Leserinnen und Lesern der inzwischen 213 Fragen und Antworten, dass ihnen dieser Text hilft, mit der chronischen Krankheit zu leben, von der sie selbst oder eine nahe stehende Person betroffen sind.

Dr. Jürgen Körber (Vorsitzender der GRVS)

Vorwort zur 1. und 2. Auflage

Seit 20 Jahren führen wir in der Klinik Niederrhein der DRV Rheinland in Bad Neuenahr-Ahrweiler Gruppengespräche zur Information von Patienten mit Colitis ulcerosa und Morbus Crohn (CED) durch. Manchmal nennen wir das „themenzentrierte Gruppe", manchmal „Schulung" – anderswo heißt das „Gesundheitstraining". Die Bezeichnung ist nicht entscheidend.
Dieses Angebot steht allen CED-Patienten zur Verfügung, die bei uns aufgenommen werden. Diese Gruppe bleibt während der Gesprächsrunden zusammen und konstant („geschlossene" Gruppe). Die Moderation hat ein Arzt/eine Ärztin, den/die die Patienten auch aus der sonstigen Behandlung kennen. Dadurch, dass sich die Patienten kennenlernen und Erfahrungen austauschen können, erfahren sie vieles nicht nur vom Arzt, sondern lernen auch voneinander. Dies ist mindestens genauso wichtig wie die Vermittlung von „Krankheitswissen". In der Gruppe kann in der Regel nicht alles Wissenswerte rund um die Erkrankung angesprochen werden können. Somit bleiben Fragen offen. Oft wurde auch der Wunsch geäußert, etwas Besprochenes nachlesen zu können.
Hieraus ergaben und ergeben sich viele Fragen, mehr als 200!
In Zusammenarbeit mit meinen Mitarbeitern habe ich 200 Antworten formuliert, die für den eiligen Leser knapp zusammenfassend beginnen, für den interessierteren weitere Erklärungen bieten und Zusammenhänge aufzeigen. Dabei ist es immer schwierig, für medizinische Laien verständlich zu bleiben, aber nicht falsch zu vereinfachen. Immerhin sind manche Betroffene mit Colitis ulcerosa oder Morbus Crohn im Laufe der Jahre ja selbst zu Darmspezialisten geworden.
Lesen und prüfen Sie selbst! Für Hinweise und Verbesserungsvorschläge bin ich offen.

Bad Neuenahr, im Oktober 1997
Ihr Eberhard Zillessen

unter Mitarbeit an der 1. und 2. Auflage von
Karl-Josef Balmus, Heinz Becker, Kerstin Creuzberg, Doris Dieninghoff, Marlene Endepohls, Arnold Gawlik, Claudia Kaufmann, Sabine Missbach, Elvira Schmidt, Monika Urbanke, Claudia Weck, Josef Welt, Udo Wicharz

Die Fragen und Antworten

Warum gerade ich? – Warum bin ich nicht gesund wie die vielen „normalen" Mitmenschen?

1

„Gesund, glücklich, zufrieden" – das lesen wir in der Regel auf Glückwunschkarten, das erscheint aus der Sicht des Kranken „normal". – Wie vielen Menschen, die Sie besser kennen und denen Sie eine solche Selbstbeschreibung glauben, sind Sie schon begegnet? Selbst der philosophisch bewanderte Preußenkönig Friedrich II. („der Große") nannte seinen Schlossneubau „Sanssouci" („Sorgen-frei"), Wunschtraum auch eines erfolgreichen Königs.

Die folgenden Antworten sollen sich nicht durch idealisierte Wunschvorstellungen leiten lassen, sondern durch die Normalität und die Realität des Krankenalltags. Aber nicht Resignation, sondern die ähnlichen Schicksalen entlehnte Kundigkeit leitet uns; und meine Mitarbeiter und ich wollen die Ermutigung weitergeben, die ähnlich Betroffene aus gewonnenen Kämpfen geschöpft haben. Wir wollen Ihnen Wissen und Sicherheit weitergeben, die einen gelassenen Umgang mit der Krankheit erst ermöglichen.

Sie sind krank: Vielleicht gelingt es Ihnen, dies als eine Herausforderung anzusehen.

Sie leben in einem sozialen und immer noch wohlhabenden Rechtsstaat: Das bleibt eine Herausforderung an andere, auch an uns Ärzte, an das Reha-Team, an Sozialversicherungen und -politiker, an Nachbarn, Mitmenschen und Mitbürger. Das bewahrt Sie vor der Rolle des Verlierers, des Bettlers. Das begründet Rechte und auch berechtigte Ansprüche, die Sie kennen müssen.

Ihr Leben mit Colitis ulcerosa, mit Morbus Crohn ist lebenswert. Ziehen Sie sich nicht zurück, leben Sie es nicht allein!

A. Fragen zur Häufigkeit dieser Krankheiten

2 Wie häufig kommt die Colitis ulcerosa vor?

In Deutschland leben derzeit ca. 160-250 Erkrankte auf 100 000 Einwohner („Prävalenz“) bei jährlich ca. 3-4 Neuerkrankungen („Inzidenz“). Der Gipfel der altersspezifischen Inzidenz findet sich zwischen dem 16. und 25. Lebensjahr, 15-25% erkranken vor dem 20. Lebensjahr. Weltweit beträgt die Prävalenz 80-230/100.000 und die Inzidenz 1,5-24,5/100.000. Diese Werte sind stabil für die Industrienationen, in den Entwicklungsländern beobachtet man jedoch einen deutlichen Anstieg. Das heißt, in Ländern wie Indien und China nehmen die Diagnosen deutlich zu, zuerst in den großen Städten wie Singapur und Hongkong, jetzt auch in den anderen Landesteilen. Auch in Russland hat die Erkrankung deutlich zugenommen. In Europa finden sich die höchsten Prävalenzraten in Nordeuropa (Nord-Süd-Gefälle).

Insgesamt ist die Colitis ulcerosa (in Deutschland ca. 200.000 Betroffene) etwas häufiger als der Morbus Crohn (ca. 120.000 Betroffene). Von einer Dunkelziffer durch nicht erkannte oder Fälle mit untypischen Symptomen bzw. als andere Erkrankungen diagnostizierte Fälle muss aufgrund der vielfältigen Symptomatik (➡ Kapitel F) ausgegangen werden. Einige Experten schätzen, dass möglicherweise nahezu jeder 200. in Deutschland lebende Mensch eine CED hat.

3 Wie häufig kommt der Morbus Crohn vor?

Ca. 100-200 Erkrankte auf 100 000 Einwohner („Prävalenz“) bei jährlich ca. 6-7 Neuerkrankungen („Inzidenz“) pro 100.000 Einwohner. Die Hälfte der Betroffenen erkrankt vor dem 33. Lebensjahr, die andere Hälfte danach. Die höchste altersspezifische Inzidenz besteht im dritten Lebensjahrzehnt. Knapp 20% der Betroffenen erkranken vor dem 20. Lebensjahr.

4 Nimmt die Häufigkeit dieser Krankheiten zu?

Nach Anstieg der Inzidenz in den letzten Jahren zeigt sich in den Industrienationen jetzt eine Stabilisierung. In Entwicklungsländern ist jedoch eine

Zunahme zu beobachten (➡ Frage 2). Zwar wird die Colitis ulcerosa in den letzten Jahrzehnten etwas seltener, der Morbus Crohn etwas häufiger diagnostiziert. – Das kann aber auch mit den verbesserten diagnostischen Möglichkeiten und den besseren Kenntnissen über den Morbus Crohn zusammenhängen, da man früher den Dickdarmbefall bei Morbus Crohn oft der Colitis ulcerosa zurechnete.

Eindeutig ist die Zunahme dieser Krankheiten – vor allem des Morbus Crohn – im Vergleich zur ersten Hälfte des letzten Jahrhunderts.

Ist die Lebenserwartung durch die Colitis ulcerosa beeinträchtigt? 5

Grundsätzlich nicht. Die Colitis ulcerosa ist keine Erkrankung, an der man stirbt. Allerdings gibt es auch sehr schwere Krankheitsverläufe und Komplikationen, die zu lebensbedrohenden Situationen führen können. Deshalb ist – statistisch gesehen – durch solche Krankheitsverläufe die Lebenserwartung von Colitis ulcerosa-Patienten geringfügig verkürzt.

Ist die Lebenserwartung durch Morbus Crohn beeinträchtigt? 6

Grundsätzlich nicht. Der Morbus Crohn ist keine Erkrankung, an der man stirbt. Allerdings gibt es auch sehr schwere Krankheitsverläufe und Komplikationen, die zu lebensbedrohenden Situationen führen können. Deshalb ist – statistisch gesehen – durch solche Krankheitsverläufe die Lebenserwartung von Morbus Crohn-Patienten geringfügig verkürzt.

Wie viele Patienten mit Colitis ulcerosa oder Morbus Crohn betreut im Durchschnitt ein Allgemeinarzt in der Praxis? 7

Im statistischen Mittel betreut ein Hausarzt einen Patienten mit chronisch-entzündlicher Darmerkrankung in seiner Praxis (im Vergleich zu ca. 80 Patienten mit Zuckerkrankheit). Seine „Erfahrung“ mit dieser Erkrankung wird also wesentlich vom Verlauf der Krankheit bei diesem einen Patienten geprägt.

Auf der anderen Seite werden Patienten oft von Fachärzten und gastroenterologischen Schwerpunktpraxen betreut, etwa die Hälfte der Patienten sieht seinen Hauptansprechpartner bezüglich der Erkrankung in seinem/r Facharzt/Fachärztin.

B. Colitis ulcerosa, Morbus Crohn – Gemeinsames, Unterschiede

8 Was bedeutet eigentlich „Colitis ulcerosa"?

Der Begriff ist lateinisch und bedeutet „geschwürige Dickdarmentzündung". Gleichbedeutend sind „(chronische) ulzeröse Kolitis" und „Proctocolitis ulcerosa". Es handelt sich um eine Krankheit, bei der (in einem bestimmten Stadium) die Dickdarmschleimhaut ohne erkennbare infektiöse oder physikalische Ursache innere Geschwüre bildet. Den Namen trägt die Krankheit auch in all ihren anderen Erscheinungsformen und auch während der erscheinungsfreien Intervalle.

9 Was bedeutet eigentlich „Morbus Crohn"?

„Morbus" ist lateinisch und heißt „Krankheit". Herr Dr. B. B. Crohn hat 1932 zusammen mit seinen Mitarbeitern L. Ginzburg und G. D. Oppenheimer diese Krankheit erstmalig und mit noch heute gültigen Beobachtungen beschrieben als „regionale Enteritis" (= örtlich begrenzte Dünndarmentzündung). Gleichbedeutend werden auch die Bezeichnungen „(chronische) Ileitis terminalis" und „granulomatöse" Enteritis oder Ileitis verwendet. – Diese Begriffe leiten sich ab vom häufigsten Ort der chronischen Entzündung, dem Dünndarm (Enteritis) oder dem Endstück des Dünndarms (Ileitis) oder von einer typischen feingeweblichen (mikroskopischen) Veränderung, der Ausbildung entzündlicher Granulome (= Knötchen bestimmter Entzündungszellen).

10 Handelt es sich bei Colitis ulcerosa und Morbus Crohn um zwei unterschiedliche oder letztlich um dieselbe Krankheit?

Zwei unterschiedliche ähnliche Krankheiten. Die Ähnlichkeiten dieser beiden Krankheiten und die bis heute unbekannten Ursachen lassen diese Diskussion zwar nie ganz enden, aber die meisten Befunde und wissenschaftlichen Beobachtungen sprechen für die Trennung in zwei unterschiedliche Krankheitsbilder und -ursachen. Häufigkeitsbeobachtungen lassen vermuten, dass beiden Krankheiten eine gemeinsame Veranlagung zugrunde liegt. In den letzten Jahren konnten humangenetische Untersuchungen zeigen, dass oft eine erbliche Veranlagung in Form einer Veränderung des NOD2/Card15-Genes auf Chromosom 16 und ggf. andere begünstigende Genveränderungen vorliegen. (➡ Frage 27)

Heute geht man davon aus, dass Ursachen in einer Störung der Barriere zwischen Darmlumen und den Darmzellen, sozusagen in einer Undichtigkeit zwischen den sonst lückenlos aneinandergereihten Darmschleimhautzellen, einer verminderten Zähigkeit des schützenden Schleimes und einem verringerten Gehalt an köpereigenen Abwehrstoffen im Schleim liegen. Dadurch können normale Darmkeime aus dem Schleim (der sogenannten residenten Flora) und sogar dem Stuhl (der sogenannten transienten Flora) in die Schleimhaut eindringen und verursachen dort im Rahmen der körperlichen Abwehr eine chronische Entzündung. Diese verstärkt ihrerseits die Undichtigkeiten und begünstig das weitere Eindringen von Keimen. Somit entsteht ein Teufelskreis und es erklärt sich, warum die medikamentöse Unterdrückung der Entzündung schon hilft, das Krankheitsgeschehen zu verbessern ohne dass die ursächlichen Veränderungen damit dauerhaft behoben wären. Viele dieser Zusammenhänge waren und sind Forschungsinhalte der letzten Jahre bzw. der Gegenwart.

Wie sicher kann man Colitis ulcerosa und Morbus Crohn unterscheiden? 11

In vielen Fällen (ca. 95%) sehr sicher. Wenn die Krankheit mit typischen Erscheinungen an der Darmschleimhaut einhergeht und einen typischen Verlauf zeigt, ist diese Unterscheidung bereits zu Krankheitsbeginn möglich. Bei einigen Patienten klärt sich die sichere Zuordnung erst im Verlauf, d.h. innerhalb von Monaten oder von einigen Jahren. Vor allem bei Patienten mit Morbus Crohn und ausschließlichem Dickdarmbefall wird anfangs oft eine Colitis ulcerosa diagnostiziert. Manchmal ergibt sich anlässlich einer Operation aus dem dabei entnommenem Darmgewebe eine sichere Zuordnung. Schließlich verbleiben einige wenige Patienten, bei denen die eindeutige Zuordnung auch nach Jahren noch nicht möglich ist („Colitis chronica indeterminata“ = nicht zuzuordnende chronische Dickdarmentzündung).

Manchmal kann eine sichere Diagnosestellung schwierig sein, wenn es sich nur um einen sehr leichten Krankheitsverlauf handelt oder noch eine weitere Ursache für eine Darmentzündung in Frage kommt. Eine geeignete Therapie zu finden sollte aber dennoch möglich sein, auch wenn die Zuordnung zu einem Krankheitsbild zunächst nicht sicher gelingt. Sollte aber einmal im Leben der Nachweis von typischen Veränderungen, wie epitheloidzellartigen Granulomen gelingen, die den Morbus Crohn definieren, so kann man weitgehend sicher sein, dass die Krankheit auch im weiteren Verlauf immer ein Morbus Crohn bleiben wird.

12 Wie bedeutungsvoll ist für den Erkrankten eine sichere Unterscheidung von Colitis ulcerosa und Morbus Crohn?

Bezüglich der Therapie nahezu ohne Bedeutung. Die Behandlung richtet sich vorwiegend nach dem Befallsmuster (Dickdarm oder Dünndarm) und nach der Schwere des Schubes und der Begleiterscheinungen. Die diagnostischen Verfahren sind bei beiden Krankheiten identisch. Es kommen bei der Colitis ulcerosa und beim Dickdarmbefall des Morbus Crohn, von wenigen Ausnahmen abgesehen, dieselben Medikamente zum Einsatz. Die rehabilitativen und sozialmedizinischen Konsequenzen sind gleich.

Lediglich für wenige langfristige Überlegungen hat die Unterscheidung Bedeutung: Ob auch im beschwerdefreien Intervall eine medikamentöse Langzeitbehandlung sinnvoll ist (➡ Frage 78), ob nach 10-jährigem Verlauf Kontrolluntersuchungen (Koloskopien) empfehlenswert sind (➡ Frage 64 und (➡ Frage 153) und ob bei der Notwendigkeit der Dickdarmentfernung (Kolektomie) eine Pouchoperation möglich ist (➡ Frage 125 und ➡ Frage 126). Auch bezüglich Beschwerdebild und Komplikationen gibt es Unterschiede (➡ Kapitel F). Bezüglich der erforderlichen Lebensstiländerungen kommt beim Morbus Crohn einem strikten und dauerhaften Rauchverzicht eine viel größere Bedeutung zu als bei der Colitis ulcerosa (➡ Frage 68).

13 Welche Untersuchungen soll man zur Unterscheidung von Colitis ulcerosa und Morbus Crohn durchführen und wie oft soll man sie wiederholen?

Wenn bei der Erstdiagnose das Krankheitsbild nicht zweifelsfrei einer Colitis ulcerosa zuzuordnen ist, sollte auch der obere Verdauungstrakt auf Veränderungen im Sinne eines Morbus Crohn untersucht werden. Hierzu sind eine Ultraschalluntersuchung der Bauchorgane, eine Magenspiegelung und ggf. eine Röntgenuntersuchung des Dünndarms erforderlich (➡ Frage 60, ➡ Frage 61, ➡ Frage 65 und ➡ Frage 66). Die Dünndarmfunktion ist durch Laboruntersuchungen zu klären. Nach Fisteln (➡ Frage 49) muss gefragt werden. Offene Fistelöffnungen sollten Anlass zu weiterer Klärung geben.

Im weiteren Verlauf der Erkrankung sind Untersuchungen allein mit dieser Frage nur sinnvoll, wenn sich daraus gut begründete Konsequenzen ergeben.

14 Worin bestehen Gemeinsamkeiten von Colitis ulcerosa und Morbus Crohn?

Die genauen Krankheitsursachen sind unbekannt. Beide Erkrankungen sind selten. Endogene (genetische Veränderungen, autoimmune Reaktion,

Schleimhautbarriere) und exogene (Infektion, bakterielle Darmflora) Faktoren scheinen bei beiden Erkrankungen eine Rolle zu spielen. Sie äußern sich beide meist als chronische Darmentzündungen mit den Haupterscheinungen Durchfall, Bauchschmerzen und Gewichtsabnahme. Gelenkschmerzen (und -schwellungen), Fieberschübe, Augen-, Haut- und Gallengangsentzündungen können begleitend hinzukommen. Beide Krankheiten verlaufen schubweise. Das Auftreten, die Häufigkeit und die Dauer von Schüben sind nicht vorhersehbar. Die Untersuchungsverfahren zur Feststellung der beiden Krankheiten sind identisch. Es kommen überwiegend dieselben Medikamente in ähnlicher Dosierung zum Einsatz.

Worin bestehen Unterschiede von Colitis ulcerosa und Morbus Crohn? 15

Zum Zeitpunkt des Erstauftretens der Krankheit sind Morbus Crohn-Patienten durchschnittlich jünger und die ersten Schübe verlaufen schwerer. Demzufolge sind die psychischen und sozialen Belastungen oft einschneidender. – (Solche statistischen Daten sind für den einzelnen Betroffenen wenig bedeutsam!)

Anfangs stehen beim Morbus Crohn zumeist Fieber, Bauchschmerzen und Gewichtsabnahme im Vordergrund, Durchfälle können ein Leitsymptom sein, müssen es aber nicht. Bei der Colitis ulcerosa überwiegen Durchfälle, die zunehmend blutig werden. Das erkrankte Organ wird deshalb bei der Colitis ulcerosa schnell entdeckt, während Morbus Crohn-Patienten oft mehrjährige diagnostische Irrwege durchlaufen. Der unbekannte Morbus Crohn wird anfangs oft mit einer Appendizitis (= Wurmfortsatz-, „Blinddarm"-Entzündung) oder einer rechtsseitigen Eierstocksentzündung (Adnexitis) verwechselt oder es stehen Rücken- oder Gelenkschmerzen im Vordergrund.

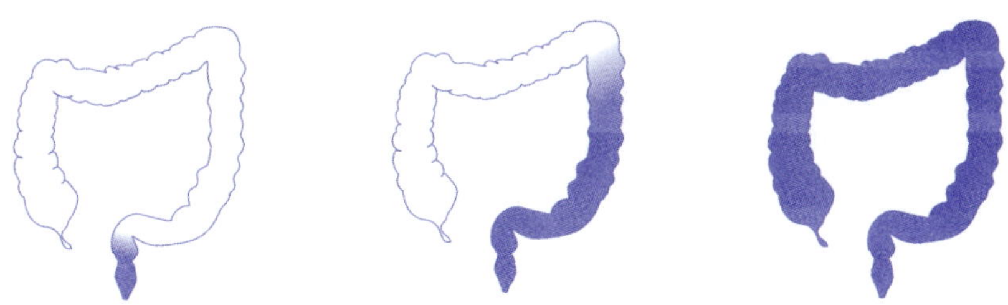

Proctitis **Linksseitencolitis** **Pancolitis**

Die Colitis ulcerosa beschränkt sich auf den Dickdarm. Ausgehend vom Mastdarm kann sie sich im Krankheitsverlauf auf den gesamten Dickdarm ausbreiten. Die befallenen Darmabschnitte sind kontinuierlich entzündet. Bei einer Proctitis ist nur der Mastdarm betroffen. Bei einer Linksseitencolitis ist der absteigende Dickdarm entzündet. Der Befall des gesamten Dickdarms heißt Pancolitis.

Beim Morbus Crohn ist zu Beginn zu über 50% das Dünndarmende (= terminales Ileum) (mit)befallen, in 5-10% können auch höhere Dünndarmabschnitte, Magen (2-3%) und Speiseröhre (<1%) beteiligt sein. Die Entzündung ist in der Regel nicht zusammenhängend. Entzündete Abschnitte wechseln sich mit entzündungsfreien ab.

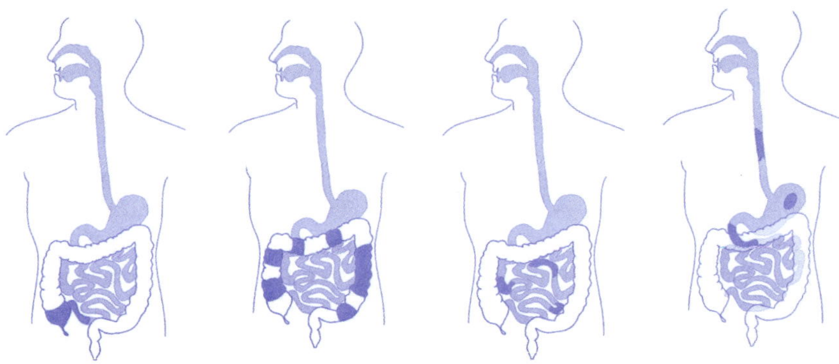

Ileo-Zökalbefall **Dickdarmbefall** **Dünndarmbefall** **Befall oberer GI-Trakt**

Die Schleimhautveränderungen bei der Colitis ulcerosa sind flächenhaft, zusammenhängend, betreffen (nur) die inneren Schichten der Darmwand, bluten leicht bei Berührung und schließen i.d.R. den Enddarm ein. Beim Morbus Crohn können die Schleimhautveränderungen unregelmäßig über den gesamten Magen-Darm-Trakt vom Mund bis zum After verteilt sein, finden sich vorwiegend aber im Dünn- und Dickdarm. Sie betreffen auch tiefere Schichten und führen deshalb zu tieferen Geschwüren, zu Verdickungen und Vernarbungen der Darmwand, in deren Folge Verengungen („Stenosen", ➡ Frage 42 und ➡ Frage 48) und Fisteln (➡ Frage 48 und ➡ Frage 49) auftreten können. Blutungen sind beim Morbus Crohn seltener.

Bei der Behandlung kommen beim Morbus Crohn häufiger Glukokortikoide („Kortison") und Azathioprin (z.B. Imurek®, Azafalk®) zum Einsatz, wenn Darmabschnitte oberhalb des Dickdarms (mit)befallen sind. Wegen der Neigung zu Verengungen und zu Fisteln muss häufiger operiert werden.

16 Wie sicher kann man eine Colitis ulcerosa diagnostizieren?

Während eines Schubes sind die Schleimhautveränderungen sehr typisch und endoskopisch nicht zu übersehen. Da der Enddarm i.d.R. mitbefallen ist, zeigt bereits die Spiegelung der untersten Darmabschnitte (Proktoskopie, Sigmoidoskopie, (➡ Frage 60) den Befund. Röntgenologisch werden erst ausgeprägtere und fortgeschrittene Stadien nachweisbar. Blut- und Stuhluntersuchungen helfen, andere Krankheiten auszuschließen. Bislang gibt es keine spezifischen und zuverlässigen Laborwerte sowohl zur Erstdiagnose als auch zur Verlaufskontrolle.

Gleich aussehende Schleimhautveränderungen werden allerdings auch durch eine Reihe bakterieller und viraler Infektionen, durch medikamentöse oder physikalische Schäden hervorgerufen, so dass beim Krankheitsbeginn die Abgrenzung von derartigen akuten Dickdarmentzündungen oft noch nicht möglich ist. Auch der feingewebliche (mikroskopische) Befund entnommener Darmpartikel ist gleichartig. Erst nach ca. 6-monatigem Krankheitsverlauf wird die Diagnose sicher („chronisch"!).

In beschwerdefreier Zeit (schubfreies Intervall, Remission) können die Schleimhautveränderungen so weit ausheilen, dass endoskopisch, röntgenologisch und feingeweblich(!) kein wesentlicher krankhafter Befund mehr nachweisbar ist. Die Diagnose ist damit nicht widerlegt, kann dann aber erst beim nächsten Schub gesichert werden.

Wie sicher kann man einen Morbus Crohn diagnostizieren? 17

Da das letzte Dünndarmstück (Endileum) bei 75% der Erkrankten (mit)befallen ist, konzentriert sich die Diagnostik zunächst auf diesen Darmabschnitt. Oft ist bereits der verdickte und schmerzhafte Darmabschnitt im rechten Unterbauch tastbar. Die Ultraschalluntersuchung kann Hinweise geben und gewinnt einen zunehmenden Stellenwert in der Diagnostik auch bei der Suche nach Stenosen (entzündlich/narbig) und Fisteln. Zum Beweis der entzündlichen Veränderungen und zur Gewinnung von Gewebeproben zur mikroskopischen Untersuchung ist jedoch in der Regel die Ileokoloskopie (➡ Frage 60) erforderlich. – Eine Röntgenuntersuchung des Dick- und/oder Dünndarms zeigt fortgeschrittene Darmwandveränderungen und kann notwendig werden, wenn nach Fisteln und höhergradigen Engstellen („Stenosen") gesucht werden muss. Der feingewebliche (= mikroskopische) Befund kann sehr krankheitstypische Veränderungen zeigen („Granulome"), die allerdings auch bei intensiver Gewebeentnahme und Suche nur in ca. 40% der Fälle gesehen werden.

Auch die Schleimhautveränderungen des Morbus Crohn können durch bakterielle oder Virus-bedingte akute Entzündungen und durch einige Medikamente imitiert werden. Durch Blut-, Stuhl- und Gewebeuntersuchungen wird versucht, diese Krankheiten voneinander abzugrenzen. Letztlich geben erst der Krankheitsverlauf (länger als 6 Monate) und das Auftreten typischer Krankheitsveränderungen (Erkrankung zusätzlicher Darmabschnitte, Fisteln, Stenosen, Befunde von Operations-Präparaten) diagnostische Sicherheit. Im Gegensatz zur Colitis ulcerosa bleiben viele Darmwandveränderungen beim Morbus Crohn auch im schubfreien Intervall nachweisbar.

18 Welche Organe werden betroffen?

Colitis ulcerosa: Der Enddarm ist (fast immer), zu 50% ausschließlich befallen, der Dickdarm (häufiger links- als rechtsseitig), der Blinddarm (= Zökum), manchmal und wenig ausgeprägt auch der letzte Dünndarmabschnitt (das Endileum: „back wash ileitis“).

Morbus Crohn: Der Morbus Crohn kann Dünndarm und Dickdarm befallen oder beide Darmabschnitte gleichzeitig. Am häufigsten aber ist der letzte Abschnitt des Dünndarms betroffen, das sogenannte terminale Ileum. Die übrigen Dünndarmabschnitte sind selten (5-10%), der Magen (bis 5%), die Speiseröhre (<1%), die Mundschleimhaut („aphthöse Stomatitis“, ca. 7%) noch seltener befallen. Die Kenntnis des Befallmusters ist aber eventuell entscheidend für die Therapieempfehlung, so dass bei Verdacht eine entsprechende Diagnostik durchgeführt werden sollte. Fisteln (➡ Frage 49) am After (anfangs 16%, im Verlauf bis zu 40%), zur vorderen Bauchhaut, zur Harnblase, zur Gebärmutter oder Scheide, zum Gesäß oder zur vorderen Innenseite des Oberschenkels sind Komplikationen des chronisch in die Tiefe fortschreitenden Entzündungsprozesses. Die Prozentangaben variieren in den verschiedenen wissenschaftlichen Veröffentlichungen.

Mangelzustände können beim Morbus Crohn
- zur Entstehung von Gallen- und Nierensteinen beitragen,
- die Aufnahme fettlöslicher Vitamine (u.a. Vitamin D) und von Kalziumsalzen vermindern mit der Folge einer mangelhaften Knochenverkalkung,
- die Aufnahme von Vitamin B_{12} erschweren (Auswirkungen auf die Blutbildung und die Nerven),
- bei Kindern zu Wachstumsverzögerung führen.

Beide Krankheiten: Indirekte „Fern“-Wirkungen sind möglich an den Gelenken (Schmerzen, Schwellungen, „Arthritis“), am Auge (Regenbogen-, Lederhaut), an Haut und Unterhautgewebe („Pyoderma gangraenosum“, „Erythema nodosum“), an den Gallengängen („Primär sklerosierende Cholangitis“) (➡ Frage 51, ➡ Frage 52, ➡ Frage 54, ➡ Frage 55, ➡ Frage 57), verminderte Knochendichte (Osteoporose, Osteopenie) infolge Vitamin- und Kalziummangel.

C. Fragen zum Verlauf der Erkrankung

Geht die Krankheit irgendwann wieder weg? 19

Von einer Heilung kann man bei diesen Erkrankungen in der Regel leider nicht sprechen.

Wenn die Diagnose zutreffend gestellt wurde (➡ Frage 16 und ➡ Frage 17), muss man von einer dauerhaften (chronischen Erkrankung) mit wiederholt auftretenden (rezidivierenden) Symptomen (Krankheitserscheinungen, i.d.R. Beschwerden) ausgehen. Allerdings gibt es oft beschwerdefreie Intervalle (nicht selten über viele Jahre hinweg), bei denen sowohl Morbus Crohn als auch Colitis ulcerosa-Kranke manchmal sogar frei von erkennbaren Veränderungen der Darmschleimhaut sein können. Ein Morbus Crohn kann trotz erkennbarer Veränderungen „ruhen". In der Regel nimmt zudem die Heftigkeit der Krankheitserscheinungen (= „Schübe") im Laufe der Jahre ab.

Als Ausnahme kann die totale Dickdarmentfernung bei Colitis ulcerosa betrachtet werden, die die Erkrankung zwar dauerhaft beseitigt (heilt), die Betroffenen aber mit den Folgen einer fehlenden Dickdarmfunktion belastet. Infolge der oft stark verminderten Konsistenz und der erhöhten Frequenz der Dünndarmstühle fühlen sich die Betroffenen dann leider nicht immer gesund, d.h. uneingeschränkt leistungsfähig. In der Regel wird die Situation aber doch erheblich besser erlebt als vor der Operation, die ja nur bei schweren Krankheitsverläufen vorgenommen wird.

Werden meine Beschwerden nach einer Operation dauerhaft wegbleiben? 20

Bei Morbus Crohn werden Operationen mit Teilentfernung des Darmes, mit der Beseitigung von Engstellen („Stenosen") oder Fisteln (➡ Frage 48 und ➡ Frage 49) durchgeführt. Sie beseitigen die Krankheit nicht, auch dann nicht, wenn alles erkennbar erkrankte Gewebe entfernt worden ist. Man operiert deshalb heute bei Morbus Crohn nicht „radikal", sondern möglichst „sparsam" (darmerhaltend). Oft kann aber eine Operation die Beschwerden sehr wesentlich und für sehr viele Jahre bessern oder sogar beseitigen, insbesondere, wenn es sich nur um die Folgen einer narbigen Stenose handelt.

Die Ausnahme: Sind die Schübe einer Colitis ulcerosa medikamentös nicht ausreichend behandelbar, zu andauernd, betreffen sie den ganzen Dickdarm oder muss man gar die Entwicklung eines Dickdarmkrebses befürchten, wird man den davon Betroffenen die operative Entfernung des ganzen Dickdarmes (Kolektomie) vorschlagen. Ohne Dickdarm kann es dann auch keine Dickdarmentzündung („Kolitis") mehr geben. So gesehen kann es hier dann doch zu einer Heilung der Erkrankung kommen, mit Vorbehalt. Man versucht eine Verbindung zwischen Anus und Ileum zu schließen, am besten ohne dass ein künstlicher Darmausgang (Stoma) nötig wird. Gegebenenfalls wird ein Pouch, ein Reservoir durch eine Doppelung des Darmes vor dem Darmausgang angelegt. Wenn sich ein Stoma nicht vermeiden lässt, wird man einen Teil des Enddarmes stehen lassen, um gegebenenfalls zu einem späteren Zeitpunkt wieder Anschluss schaffen zu können. Der Darmausgang wird folglich nicht komplett wegamputiert, wie manche Patienten fälschlicherweise denken.

21 Wie lange kann ein Schub dauern?

Wenige Tage bis Monate.
In den ersten Tagen sollten Sie prüfen, ob Ihr Durchfall oder Bauchschmerz eine harmlose oder ganz andere Ursache hat (akuter Darminfekt, Genuss eines verdorbenen Nahrungsmittels, eine „Reihe von guten Tagen", akute Entzündung eines anderen Bauchorgans). Fragen Sie in Ihrer Umgebung, ob andere Personen ähnliche Beschwerden hatten. Je besser Sie selbst und Ihr Hausarzt bisher Ihre Darmentzündung beobachtet hatten, desto schneller erkennen Sie den neuen Schub. Ihr Arzt sollte stets den Bauch abtasten und abhören.

Dauert ein Schub trotz angemessener medikamentöser Behandlung drei Monate oder länger, sollten Ihr Hausarzt und Sie den Rat eines erfahrenen Gastroenterologen einholen. Möglicherweise sind jetzt neue diagnostische oder therapeutische Maßnahmen zu veranlassen. Insbesondere sind mehrmonatige Cortisontherapien zu vermeiden, um nicht unnötig irreparable Folgeschäden zu riskieren.

22 Wird die Krankheit im Laufe der Jahre immer schlimmer?

Eher nein, obwohl es keine für alle Patienten gültige Vorhersage gibt und auch keine Befunde, die eine Vorhersage zulassen würden. Für die meisten Betroffenen sind die ersten Jahre die schlimmsten. Wahrscheinlich wirken sich Angst, Ungewissheit, Schuldgefühle und Auflehnung gegen die Krankheit verschlimmernd auf die Schübe aus. Bei vielen Patienten sind besondere

Belastungen einem stationär behandlungspflichtigen Schub vorangegangen (berufliche Belastungen, Belastungen in Partnerschaft bzw. Familie, Trennung vom Partner, Krankheit oder Tod eines nahen Angehörigen). Mit der Akzeptanz der Krankheit werden auch die Häufigkeit und der Verlauf der Schübe erträglicher.

Heilt Psychotherapie die Erkrankung? 23

Nein. Durch Psychotherapie können krankheitsverschlimmernde oder schubauslösende Belastungen oder Ängste bewusst werden, und der Betroffene kann einen anderen Umgang damit erlernen. Dadurch werden Schübe seltener, wird ihr Verlauf oft weniger schwer. Strategien zur Bewältigung und Verarbeitung der Krankheit helfen somit, den Alltag mit der Erkrankung besser zu gestalten und Einschränkungen und Beschwerden weniger belastend zu erleben. Sie können vorbeugend und auch therapeutisch wirken und bei der Schaffung bzw. Nutzung persönlicher Ressourcen und Kompetenzen helfen.
Krankheitsfolgen wie z.B. Schuld- und Schamgefühle, Vereinsamung und Schwermut können bearbeitet werden. Die Belastung hierdurch nimmt ab. Viele Betroffene wollen anfangs die Krankheit einfach nicht wahrhaben und leiden dadurch doppelt: an der Krankheit und an der eigenen vermeintlichen Niederlage. Psychotherapie kann helfen, die Krankheit und deren Folgen besser anzunehmen. Oft ist eine ressourcenorientierte (was kann ich wie?) Vorgehensweise hilfreicher als eine problemorientierte (was kann ich warum nicht mehr?) Nach den oft erlebten „Niederlagen" ist eine Ermutigung zum Gehen „neuer, geeigneter" Wege sinnvoll.

D. Fragen zur Entstehung, zur Ursache

24 Ist Colitis ulcerosa oder Morbus Crohn ansteckend?

Nein. Eine Verursachung durch übertragbare Erreger ist ausgeschlossen. Blutsverwandte Familienmitglieder (Kinder, Geschwister) erkranken gehäuft. Diese Beobachtungen sprechen für eine zumindest teilweise genetische Mitverursachung dieser Erkrankungen. Nicht blutsverwandte Familienmitglieder, die in häuslicher Gemeinschaft mit Betroffenen leben (z.B. Ehepartner), erkranken nicht häufiger als andere Menschen, die keinen Kontakt zu Betroffenen haben.

25 Kann man der Entstehung einer Colitis ulcerosa oder eines Morbus Crohn durch besonderes Verhalten vorbeugen?

Nein. Zwar gibt es Hinweise darauf, dass äußere Einflüsse vor allem die Entstehung des Morbus Crohn begünstigen (➡ Frage 27), diese sind aber bisher nicht im Einzelnen bekannt. Viel ist über Ernährungseinflüsse spekuliert und geforscht worden. Wissenschaftlich abgesicherte Empfehlungen, dem Ausbruch einer Colitis ulcerosa oder eines Morbus Crohn vorzubeugen, lassen sich nicht geben.

26 Welche Rolle spielen die Darmflora bzw. die Darmbakterien?

Darmbakterien spielen nach neuesten Untersuchungen eine außerordentlich wichtige Rolle im Leben eines Menschen. Ohne sie könnten wir nicht überleben. Wir besitzen etwa einhundert Mal mehr Mikroorganismen (oder Mikroben) im Darm, als wir Körperzellen haben. Die Gesamtheit der Mikroorganismen im Darm bezeichnet man auch als Mikrobiom. Neben dem Darm sind die Haut und die meisten Schleimhäute der mit der Außenfläche in Verbindung stehenden inneren Organe mit Mikroben besiedelt. Diese haben eine schützende Funktion, indem sie die Besiedlung mit krankmachenden Keimen verhindern. Sie leben in der Regel in Frieden mit ihrem Wirt, d.h. sie werden, solange sie die Schleimhaut nicht durchdringen, nicht vom Abwehrsystem (dem Immunsystem) attackiert.

Die Zusammensetzung der Mikroorganismen im Darm (dazu zählen neben Bakterien auch Pilze, Hefen und einige andere Mikroorganismen) ist individuell sehr verschieden (vielleicht sogar so einzigartig wie ein Fingerabdruck) und ist mit geringen Änderungen erstaunlich konstant. Auch nach Antibiotikatherapien stellt sich meist früher oder später wieder die vorherige Zusammensetzung ein. Allerdings ändert sich die Zusammensetzung über die gesamte Lebensspanne schon etwas und unterliegt auch äußeren Einflüssen wie beispielweise der Ernährung.

Die Grundausstattung erhält man normalerweise von der Mutter bei der Passage durch den Geburtskanal und von nahen Kontaktpersonen in den ersten Lebenswochen. Bei Kindern, die durch Kaiserschnitt zur Welt kamen, unterbleibt diese frühe mütterliche Prägung. Bei ihnen erfolgt die Besiedlung verspätet und ist durch viel mehr Personen bestimmt. Vielleicht liegt hierin eine Erklärung dafür, dass Kaiserschnittkinder ein erhöhtes Risiko für viele Autoimmun- und Allergieerkrankungen haben.

Der Magendarmtrakt ist allerdings vom Magen bis zum Enddünndarm sehr keimarm. Die höchste Bakteriendichte finden wir in der Mundhöhle und im Dickdarm und zwar zum Mastdarm hin zunehmend. Im Stuhl zersetzen die Bakterien für uns unverdaubare Nahrungsbestandteile und leisten so wertvolle Verdauungsarbeit. Die dabei entstehenden Gase schäumen den Stuhl auf, so dass er nicht zu hart und kompakt wird und gut ausgeschieden werden kann.

Wir unterscheiden im Dickdarm die transiente (vorübergehende) und auch sehr variable Stuhlflora von der die Schleimhaut besiedelnde, in der Regel konstanten residenten Flora (s.o., mütterliche Prägung). Nur diese steht direkt mit dem Wirt und dessen Immunsystem in Verbindung. In der frühen Kindheit trägt sie maßgeblich zur Prägung des Immunsystems bei, welches anschließend zwischen 'gut' (eigene Flora) und 'fremd' unterscheiden kann und nur bei 'fremd' mit der höchsten Alarmbereitschaft und Abwehr reagiert. Allerdings werden auch die guten Keime nur solange toleriert, wie sie nicht in den Körper eindringen. Tun sie es, und das passiert auch beim Gesunden z.B. beim Zähneputzen oder beim Pressen im Rahmen der Stuhlentleerung, so werden diese Keime ohne viel Aufsehens vom Immunsystem beseitigt.

Im Falle einer CED dringen aufgrund einer zugunsten der Bakterien veränderten Balance zwischen Abwehr und Duldung (verringerte Schleimhautbarriere) vermehrt Bakterien in die Schleimhaut ein und stellen damit eine Bedrohung für den Organismus dar. Die Abwehrreaktion erfolgt zunächst normal, aufgrund der vielen und dauerhaft eindringenden Keime kommt es jedoch zu Kollateralschäden durch den Abwehrkampf (die chronische Entzündung) und mit der Zeit zu den entsprechenden typischen Schleimhautveränderungen und den Beschwerden für die Betroffenen.

Aus vielen Untersuchungen weiß man, dass bestimmte sehr gute Keime mit geringer Eindringtendenz andere, eher eine stärkere Entzündungsreaktion verursachende, Keime verdrängen können (➡ Frage 69d).

27 Was weiß man über mögliche Ursachen einer Colitis ulcerosa bzw. eines Morbus Crohn?

a) Familiäre (genetische) Veranlagung

Beide Krankheiten bedürfen offensichtlich einer vererbbaren Veranlagung, welche die Voraussetzung dafür ist, dass weitere Einflüsse die chronische Darmentzündung auslösen können. Morbus Crohn und Colitis ulcerosa können in denselben Familien auftreten. In zwei groß angelegten Untersuchungen betrug die Wahrscheinlichkeit, dass ein weiteres (blutsverwandtes) Familienmitglied erkrankt ist, ca. 10%, dass Verwandte ersten Grades (Kinder, Eltern, Geschwister) erkranken, ca. 15-20% (➡ Frage 155, ➡ Frage 156). In den letzten Jahren hat man einzelne Gene (u.a. NOD2, CARD15) identifiziert, die mit dem Auftreten chronisch entzündlicher Erkrankungen assoziiert sind und bei CED-Patienten häufig gefunden werden. Möglicherweise wird der Krankheitsverlauf durch solche Gene beeinflusst. Allerdings bekommen nur wenige Menschen, welche die Gene haben, auch wirklich eine CED. Andere Erkrankungen wie zum Beispiel Asthma treten viel häufiger auf. Zum Screening (= Reihenuntersuchung) oder zur Bestimmung einer Erkrankungswahrscheinlichkeit taugen diese Veränderungen also nicht. Auch konnten aus diesem Wissen bisher keine therapeutischen Ansätze entwickelt werden.

b) Infektiöse Erreger (Bakterien, Pilze, Viren)

In Vielem gleichen Colitis ulcerosa und Morbus Crohn den Krankheiten durch infektiöse Erreger (Bakterien, Pilze, Viren). Beide Krankheiten werden jedoch nicht in klassischer Weise durch übertragbare Erreger hervorgerufen. Untersuchungen der Darmflora (Bakterienpopulation, die den Darm besiedelt und die bei jedem Menschen individuell und nicht konstant ist) zeigten eine bei CED-Patienten etwas unterschiedliche Zusammensetzung der Bakterienarten als bei Gesunden. Typischerweise ist bei CED die Krankheitsaktivität dort am höchsten, wo die größte Bakteriendichte herrscht. Unter sterilen Bedingungen verschwindet (bei Laborratten) eine Colitis ulcerosa, weshalb Antibiotika auch eine vorübergehende positive Wirkung haben, den Darm jedoch nicht wirklich sterilisieren (keimfrei machen). Es scheint krankheitsbegünstigende Bakterien bzw. Bakterienteile zu geben ebenso wie schützende Bakterien, was auch therapeutisch genutzt wird. Die individuelle („überschießende“?) Immunantwort auf die normalen Darmbakterien scheint ebenso wie andere Schutzfaktoren (Defensine=körpereigene Antibiotika, Menge und Qualität des Schleimes) und die Dichtigkeit der Darmwand eine Rolle zu spielen.

Beim Morbus Crohn zeigen die wissenschaftlichen Untersuchungen der vergangenen Jahre eine verminderte Defensinbildung durch einen Defekt der sogenannten Paneth-Zellen im Enddünndarm. Die dort gebildeten Defensine (eine Art körpereigene Antibiotika) verhindern normalerweise ein Aufsteigen der Dickdarmkeime über die Ileozökalklappe in den an sich nahezu keimfreien Dünndarm. Bei einem Mangel an abwehrenden Stoffen (Defensinen) kommt es zu einer Besiedlung und Durchwanderung der Dünndarmschleimhaut mit entsprechender Abwehrreaktion des Körpers. In Folge der Entzündung kommt es dann zur Ausbildung der entsprechenden Veränderungen (Granulome; Fissuren usw.).(➡ Frage 49)
Bei der Colitis ulcerosa scheint eine Verminderung der Menge und der Qualität des Schleimes vor allem im Rektum eine Rolle zu spielen. Der Schleim ist weniger zäh und weniger dick, so dass Keime der residenten Flora in bzw. durch die Schleimhaut eindringen und somit die Entzündungsreaktion hervorrufen. Ein eher „gutes" Keimspektrum (z.B. E.coli Nissle) scheint mit geringerer Entzündung einherzugehen, entzündungshemmende Nahrungsbestandteile (z.B. Flohsamenschalen) ebenso, so dass man versucht dies therapeutisch zu nutzen (➡ Frage 68ff).
Bei der sehr seltenen sogenannten Paratuberkulose wird durch ein Mycobakterium ein dem Morbus Crohn ähnliches Krankheitsbild ausgelöst. Betroffen sind meist Menschen, die in der Rinderzucht arbeiten. Gleiches gilt für eine Entzündung des Enddünndarmes durch das Bakterium Yersinia, die in der Symptomatik auch einer akuten Blindarmentzündung ähneln kann (Yersiniose).

c) Ernährungsfaktoren
Bereits 1976 wurde zuerst in Marburg herausgefunden, dass Morbus Crohn-Patienten vermehrt raffinierte (technisch gereinigte) Zucker konsumieren. Es zeigte sich, dass der Zuckerkonsum nicht Ursache, sondern Folge der Erkrankung war, da ballaststofffreie, energiedichte Nahrung besser vertragen wurde. Auch gehärtete Fette (Margarine, Frittierfette), Milcheiweiß, Bäckerhefe und Soor-Erreger (Candida albicans) wurden als krankheitsauslösend verdächtigt. Alles blieben unbestätigte Einzelbefunde.

d) Umwelteinflüsse (Epidemiologie)
Der Morbus Crohn ist - eindeutiger als die Colitis ulcerosa – eine Erkrankung des 20. Jahrhunderts. Es erkranken überwiegend die Einwohner der hochindustrialisierten Länder der nördlichen Hemisphäre (Nord-, West- und Mitteleuropa, USA, Japan). Die Stadtbevölkerung erkrankt häufiger als die Landbevölkerung. Einwanderungsstudien (in die USA, nach England, Israel) zeigen, dass die einwandernde Bevölkerung anfangs in der Häufigkeit ihres Herkunftslandes erkrankt, aber nach jahrelanger Eingewöhnung sich an die Erkrankungshäufigkeit des Gastlandes anpasst. Besondere Sauberkeit, WC's und eine große Wohnfläche pro Person scheinen die Erkrankung zu begüns-

tigen, vielleicht weil dann das Immunsystem nicht oft genug durch Schmierinfektionen trainiert wird. Gerade solche Beobachtungen gaben und geben Anlass zu intensiver Forschung, der es bisher aber nicht gelungen ist, einzelne krankheitsauslösende Umweltursachen zu identifizieren. – Allerdings gibt es jährlich neue Spekulationen: vom Brot bis zur Zahnpasta! (Vertrauen Sie Ihrer Selbsthilfevereinigung, die wie Sie großes Interesse daran hat, neue wissenschaftliche Erkenntnisse und sensationelle unverantwortliche Spekulationen voneinander zu unterscheiden.)

e) Zigarettenrauchen, Pille

Zigarettenrauchen fördert die Entstehung eines Morbus Crohn. Nikotinentwöhnung kann zum Erreichen einer Krankheitsruhephase (Remission) beitragen, mit einer Wahrscheinlichkeit, die langfristig den besten Medikamenten nachweislich mehr als ebenbürtig ist. Da Weiterrauchen sowohl die Häufigkeit als auch die Schwere der Crohnschübe erhöht, sollte jeder rauchende Crohn-Patient seinen Nikotin-Konsum baldmöglichst einstellen. Dadurch lassen sich nicht nur belastende Schübe, Krankheitsgefühl, Operationen, Medikamente und belastende Diagnostik verringern, sondern auch noch positive Effekte auf viele andere Lebensbereiche (verbesserte körperliche Leistungsfähigkeit, soziale Anerkennung, finanzielle Entlastung) erreichen (➡ Frage 29).
Bei der Colitis ulcerosa sieht es anders aus: Mit dem Rauchen aufzuhören, kann bei Colitis ulcerosa-Erkrankten sogar Schübe auslösen, langfristig sollte man aus Gründen der Gesundheit von Herz und Kreislauf aber auch hier den Nikotinkonsum einstellen. Es empfiehlt sich hierzu eine stabile Remissionsphase zu wählen und möglichst andere Stressoren zu meiden (ein Urlaub oder eine stationäre Rehabilitation können eine gute Gelegenheit sein).
Über den Einfluss der Antibabypille (orale Kontrazeptiva) gibt es einige sich widersprechende Befunde aus England und aus den USA. Möglicherweise ist das Erkrankungsrisiko für Frauen hierdurch leicht erhöht.

f) Immunstörung

Zahlreiche Einzelbefunde der menschlichen Immun-(Infekt-)Abwehr sind bei den chronisch-entzündlichen Darmerkrankungen verändert. Viele Befunde sprechen für eine Störung der darmbewohnenden Lymphozyten (= eine Gruppe der weißen Blutkörperchen), die auf bestimmte Darminhaltsstoffe (Antigene) überreagieren und dabei die Darmwand schädigen. Unterschiede in der Form der Überreaktion könnten auch die Unterschiede zwischen Colitis ulcerosa und Morbus Crohn erklären.

g) Schutzbarrierestörung

Die Darmschleimhaut besitzt mehrere Schutzsysteme, um sich und den Körper im Rahmen der lebenslangen Auseinandersetzung mit der „normalen" Darmflora vor Krankheitserregern zu schützen. Zum aktiven Schutz zählt das Immunsystem, welches Erreger aktiv erkennt, angreift und vernichtet (s.o.).

Zu den passiven Schutzmechanismen zählen unter anderem dichte Verbindungen zwischen den Schleimhautzellen sowie ein schützender Schleim über den Darmschleimhautzellen. Insbesondere bzgl. der Dichtigkeit zwischen den Schleimhautzellen und auch bei der Schleimmenge und -zusammensetzung scheint es bei CED-Patienten Unterschiede dahingehend zu geben, dass Bakterien leichter in die Schleimhaut eindringen können und die Schutzfunktion des Schleimes – gerade im sowieso schon gering von Schleim geschützten Enddarm – geringer ist. Die auf die eindringenden Bakterien ausgelöste Abwehrreaktion verstärkt ggf. noch die Barrierestörung, besonders wenn sie „überschießend" ist. Weiterhin schützt der Schleim der Darmschleimhaut vor bakteriellen „Angriffen". Wichtig ist neben der Menge auch die Zusammensetzung des Schleimes. Hier scheint es vor allem bei der Colitis ulcerosa Veränderungen im Vergleich zu Gesunden zu geben. Beim Morbus Crohn stehen aktuell die sogenannten „Defensine" (Eiweißmoleküle, die normalerweise das Eindringen von Bakterien in die Schleimhaut bzw. deren zu nahen Kontakt mit der Schleimhaut verhindern) im Fokus der Forschung. Möglicherweise lassen sich aus diesen Erkenntnissen in den nächsten Jahren neue, vielleicht sogar die Ursache beseitigende Behandlungsmöglichkeiten entwickeln.

h) Psychische Faktoren

Der Einfluss seelischer Faktoren ist in der Vergangenheit sehr widersprüchlich beschrieben worden. Es war versucht worden, eine Colitis-typische „prämorbide Persönlichkeit" zu beschreiben, d.h. eine Persönlichkeits- oder Charakterstruktur, die die Entwicklung einer chronischen Kolitis wahrscheinlich mache. Ungeachtet aller methodischen Schwierigkeiten, diese Frage wissenschaftlich zu erforschen, gilt heute als anerkannt:

Colitis ulcerosa und Morbus Crohn sind keine primär psychischen Krankheiten (keine „Psychosomatosen"). Die Betroffenen sind primär nicht ängstlicher oder depressiver als Gesunde. Die Krankheiten führen aber zu seelischen Belastungen, die oft ihrerseits behandlungsbedürftig sind. Stress und Angst können Krankheitsschübe auslösen, verlängern oder verschlimmern.

Neuere Untersuchungen bestätigen die wichtige Rolle des vegetativen (nicht willentlich beeinflussbaren) Nervensystems des Darmes auf dessen Funktion. Auch wurden wichtige Verbindungen des Darmes direkt zum Gehirn aufgezeigt. Eine weitere wichtige Rolle scheinen die Art und Zusammensetzung der Darmbakterien (Darmflora) zu spielen, die wohl in weitaus größerem Maße mit ihrem Wirt (also dem Menschen) in Wechselwirkung stehen als bisher angenommen. So konnte im Tierexperiment der Grad der Ängstlichkeit eines Tieres durch Änderungen der Darmflora beeinflusst werden.

28 Soll ich als Colitis ulcerosa-Patient aufhören zu rauchen?

(Schwierige Frage an einen Arzt!) – Rauchen schädigt unseren Körper auf so vielfältige Weise und vermindert eindeutig die Lebenserwartung, dass man diese Frage schwer verneinen kann. Nachgewiesenermaßen kann der Rauchverzicht aber eine Colitis ulcerosa aktuell verschlimmern oder einen Schub auslösen. Auch kann ein Colitis-ulcerosa-Schub durch Nikotinpflaster günstig beeinflusst werden.

Vorschlag: Bereiten Sie den Rauchverzicht gut vor, dass er Sie möglichst wenig unter Stress setzt (z.B. in einem entspannten Urlaub, während eines Umgebungswechsels). Nutzen Sie die Möglichkeiten, den Nikotinentzug abzumildern (Nikotinpflaster, -kaugummi). Nutzen Sie psychologisch erprobte und begleitete Entwöhnungsprogramme. Bestrafen Sie sich nicht mit dem Rauchverzicht, sondern sorgen Sie für Ersatzvergnügen.

29 Soll ich als Morbus Crohn-Patient aufhören zu rauchen?

Ja, unbedingt! Zigarettenrauchen fördert und unterhält die Aktivität des Morbus Crohn. Rauchverzicht ist ähnlich wirksam wie die besten entzündungshemmenden Medikamente und hat keine unerwünschten Nebenwirkungen! Stellen Sie es aber so an, dass Sie dauerhaften Erfolg haben (➡ Frage 28).

30 Ist Colitis ulcerosa, ist der Morbus Crohn eine Erbkrankheit?

Nein. Beide Krankheiten unterliegen keinem definierbaren Erbgang. Die Veranlagung ist bisher nicht einem einzelnen Gen-Ort zuzuordnen. Eine genetische Untersuchung (Chromosomenanalyse, HLA-Typisierung) beinhaltet somit wenig Vorhersagewahrscheinlichkeit für Colitis ulcerosa oder Morbus Crohn (➡ Frage 27a, und ➡ Frage 155 bis ➡ Frage 157).

31 Ist Colitis ulcerosa, ist der Morbus Crohn eine psychosomatische Krankheit?

Nein. Der Begriff beinhaltet, dass das Seelische die Ursache der Krankheit ist und das Körperliche die Folge. Allerdings gehen seelische Belastungen und körperliche Symptome bei diesen Krankheiten oft Hand in Hand (➡ Frage 22, ➡ Frage 27h, ➡ Frage 109), so dass eine Psychotherapie (z.B. als Einzel-, Paar- oder Familientherapie) für manche Betroffene sehr hilfreich sein kann (➡ Frage 111 bis ➡ Frage 115).

Ist Colitis ulcerosa, ist der Morbus Crohn eine Erkrankung des Immunsystems?

32

Möglicherweise. Zum einen finden sich Antikörper gegen einige Stämme von (normalerweise vorkommenden) Darmbakterien, die gleichzeitig auch Zellen der eigenen Darmschleimhaut schädigen („Autoimmunität"). Zum anderen wurden Zeichen einer überschießenden Abwehr-(= Immun-)Reaktion weißer Blutkörperchen („T- und B-Lymphozyten") in der Darmwand gefunden. Zum dritten sind entzündungsfördernde Botenstoffe vermehrt.

Eigentlich soll diese Abwehr- (Immun-)Reaktion gegen schädigende Darminhaltsstoffe (Antigene) gerichtet sein, aber infolge einer „Immunregulationsstörung" werden die Darmschleimhautzellen mit angegriffen.

E. Fragen zu Form, Lage und Funktion der Verdauungsorgane

33 Wie lang ist eigentlich der Darm?

Der Dünndarm des erwachsenen Menschen ist ca. 5 (3,5-7) m lang. Der Dickdarm ist ca. 1 m (70 - 170 cm) lang.

Diese Angaben geben nur eine grobe Orientierung, da der Darm in seiner Länge nicht einem starren Rohr oder einem Seil vergleichbar ist, sondern sich wie ein Regenwurm strecken und zusammenziehen kann. Bei der Koloskopie (= Dickdarmspiegelung) hat man bisweilen auf 70 cm Gerät den ganzen Dickdarm aufgefädelt, umgekehrt ist es möglich, dass bei 170 cm eingeführter Gerätelänge der rechtsseitige Dickdarm noch nicht erreicht worden ist. Auch sind die Unterschiede zwischen verschiedenen Individuen groß. Schließlich führen manche Krankheiten zu einer Längenänderung: Beispielsweise kann der Morbus Crohn eine erhebliche Verdickung und Schrumpfung (= Verkürzung) des befallenen Darmabschnitts bewirken.

34 Kann man ohne Magen leben?

Ja. – Der Magen ist das Verdauungsorgan, das eng mit dem Hungergefühl verbunden ist, das größere Mengen an Speisen und Getränken aufnehmen kann, die dann je nach „Verdaulichkeit“ in kleinen Portionen an den Dünndarm weitergegeben werden. Der Magen produziert Säure (bis 1-normale Salzsäure); hierdurch wird die Speise angedaut, Eiweiße werden gefällt, die meisten Bakterien werden abgetötet. Nerven und Hormone der Magenwand steuern nachfolgende Verdauungsprozesse im Dünndarm. Im Magen wird ein Transporteiweiß gebildet, das für die Aufnahme des (lebensnotwendigen) Vitamins B_{12} notwendig ist, das sonst nicht im Endileum aufgenommen (= resorbiert) werden kann.

Die Entfernung des Magens ist also mit dem Verlust des „normalen“ Hungergefühls verbunden, oft auch mit Verdauungsstörungen bei der Bereitstellung des Bauchspeichels und mit Störungen der Dünndarmfunktion. Es besteht lebenslang die Notwendigkeit der Zuführung des Vitamins B_{12} mittels Spritzen. Dennoch ist bei einer entsprechenden Umstellung der Ernährung und einer dauerhaften medikamentösen Behandlung ein Leben ohne Magen möglich. Oft wurde auch nur ein Teil des Magens operativ entfernt, dann können, müssen aber die o.a. Beeinträchtigungen nicht so ausgeprägt sein.

Kann man ohne Dünndarm leben? 35

Nein, d.h. nicht ohne erheblichen ernährungsmedizinischen Behandlungsaufwand. – Im Dünndarm werden die zerkleinerten und durch die Verdauungssäfte vorbereiteten Nahrungsbestandteile über das Blut in den Stoffwechsel des Körpers aufgenommen. Ein Mensch ohne Dünndarm verhungert innerlich. Gleichwohl hat der gesunde Dünndarm eine Überkapazität, so dass der Verlust von kürzeren Dünndarmteilen oft ohne Folgen bleibt. Da die Funktion der drei Dünndarmabschnitte (Zwölffingerdarm = Duodenum, Leerdarm = Jejunum, Krummdarm = Ileum) bei der Nahrungsaufnahme unterschiedlich ist, ist von entscheidender Bedeutung, welcher dieser Dünndarmabschnitte verkürzt wurde oder ausfällt (➡ Frage 86, ➡ Frage 87 und ➡ Frage 122). Krankheitserscheinungen infolge eines zu kurzen Darmes werden als „Kurzdarm-Syndrom“ bezeichnet.

Mit intensivem medizinischen Aufwand (d.h. tägliche Infusion aller Energie- und Nahrungsbausteine in eine Körpervene über mindestens 12 Stunden pro Tag) kann ein Mensch ohne Dünndarm heutzutage auch künstlich dauerhaft ernährt werden (= parenterale Ernährung).

Kann man ohne Dickdarm leben? 36

Ja. – Wenn der ausgewertete Darminhalt den Dünndarm verlässt, handelt es sich um 1 - 2 l dünne Brühe mit den unverdaulichen Schlackenstoffen, in der die Verdauungsfermente noch chemisch aktiv sind („aggressiver“ Dünndarmstuhl). Im Dickdarm werden Wasser und Salze dem Darminhalt wieder entzogen, körpereigene Bakterien nehmen eine Nachverwertung vor, entschärfen dadurch auch die chemisch aggressiven Fermente (= Enzyme), so dass als Stuhl ein unverwertbarer Rest von maximal 250g von breiiger bis fester Konsistenz übrigbleibt, den man dann kontrolliert entleeren kann.

Bei Verlust des Dickdarms sind also problematisch die große Stuhlmenge, die flüssige Beschaffenheit, die zu Hautreizungen und Wundsein führende Aggressivität und eventuell ein Kontrollverlust über die gehäuft erforderlichen Stuhlentleerungen. Jahrzehntelang hat man den Enddünndarm zur Bauchhaut ausgeleitet („Ileostoma“, ➡ Frage 131, ➡ Frage 135 und ➡ Frage 142). Wenn möglich, bevorzugt man heute die kontinenzerhaltende Operation, indem auch der verbliebene Dünndarm sich über den natürlichen After entleert, dem ein operativ geschaffenes Reservoir („Ileumpouch“, ➡ Frage 126) vorgeschaltet ist.

37 Wie ist die örtliche Beziehung zwischen Bauchschmerzen und den Bauchorganen?

Das Erleben des eigenen Körpers will gelernt sein. Dieser Satz gilt wörtlich: Während der frühen Kindheit sammelt jeder Mensch mit seinem Körper Erfahrungen, die er unbewusst bestimmten Leitungen (Nerven) zuordnet und im Gehirn als Körperbild oder Körperschema lebenslang speichert. Deshalb kann selbstverständlich ein Beinamputierter noch Schmerzen im Fuß empfinden, obwohl dieser entfernt wurde („Phantomschmerz").

Komplizierter werden diese Erfahrungen an den Organen, die wir nicht sehen und ertasten („begreifen") können und die ohne unser bewusstes Erleben und Zutun („autonom") funktionieren. Hier hängen die empfundenen Lagebeziehungen oder Schmerzen von den Vorstellungen ab, die wir uns – meist unbewusst – angeeignet haben, und von den Schaltstellen des autono men Nervensystems.

So gibt es typische mitreagierende („sympathische") Schmerzpunkte, die fernab des erkrankten Organabschnitts liegen. Zum Beispiel ist die Innenschicht des Magens und Darmes nicht mit sensiblen Nervenendigungen versorgt, so dass man das Herauszwicken von Gewebsproben nicht spürt. Trotzdem schmerzt ein Zwölffingerdarmgeschwür. Vor allem bei entzündlicher Reizung der Darmaußenschicht (des „Bauchfells") spüren wir den Schmerz direkt und genau am Ort der Entzündung. Das ist auch bei der Erhebung eines Tastbefundes wichtig.

Zusammenfassend ist der Ort empfundener Bauchschmerzen oft nicht identisch mit der Lage eines erkrankten Darmabschnitts.

38 Welche Funktionen erfüllt der Darm?

Im **Dünndarm** werden die zerkleinerten, angesäuerten und angedauten Speisen portionsweise mit den Verdauungssäften (Bauchspeichel, Galle) durchmischt, dabei neutralisiert, ausgewaschen und in 60 - 90 Minuten zum Dickdarm transportiert. Während dieser Zeit wird gleichzeitig viel Flüssigkeit ins Darminnere ausgeschieden und mit den Nahrungsbestandteilen wieder aufgenommen (wie beim Wasch- und Spülgang einer Waschmaschine). Hilfreich ist hierbei die Riesenoberfläche des gesunden Dünndarms (➡ Frage 39). Die Geschwindigkeit des Transports und die Zusammensetzung der Verdauungssäfte werden durch Hormone aus der Dünndarmschleimhaut gesteuert und feinreguliert.

Leichtverdauliche Nahrung (z.B. Zucker, Vitamin C) wird bereits im oberen Dünndarm aufgenommen, Schwerverdauliches (z.B. Fett, Vitamin B_{12}) im untersten Abschnitt. Für die Aufnahme der normalen (langkettigen) Fettsäuren benötigen wir die Gallensäuren als Lösungsvermittler. Gallensäuren werden in der Leber hergestellt, über die Gallenflüssigkeit in den oberen Dünndarm (Zwölffingerdarm) ausgeschüttet, zur Wiederverwertung im untersten Dünndarmabschnitt wieder aufgenommen und mit dem Blut zur Leber zurücktransportiert (ein Beispiel für Recycling in der Natur).

Der **Dickdarm** nimmt den ausgelaugten flüssigen Dünndarmstuhl auf, dickt ihn ein, entzieht dem Stuhl damit wichtige Salze und Wasser. Die Bakterien, die sich normalerweise und reichlich im Dickdarm befinden, zersetzen manches Unverdaute, entschärfen aber auch die menschlichen Verdauungsenzyme. Enddarm und After ermöglichen die kontrollierte Stuhlentleerung kleiner Restmengen zu gegebener Zeit, wobei wir die Dringlichkeit (Volumen, Menge) und die Konsistenz (fest, flüssig, gasförmig) spüren können.

Wie ist die Darmwand aufgebaut? 39

Der Darm ist ein am Gekröse hängender, vielfach gewundener Schlauch, dehnbar, auch in der Länge veränderlich – vergleichbar einem Regenwurm. Die Außenhülle wird vom (schmerzempfindlichen) Bauchfell gebildet; darunter liegt der gut durchblutete Muskelmantel; die Innenschicht ist die Schleimhaut. In ihr finden die eigentlichen Verdauungs- und Stoffwechselvorgänge statt.

Dünndarm: Um in kurzer Zeit (ca. 60 Min.) viel Flüssigkeit ausscheiden und wieder aufnehmen zu können, um viele verschiedene Nahrungsbausteine in dieser Zeit aufzunehmen, ist die Innenfläche stark vergrößert: Rundum verlaufende Querfalten und dicht bei dicht stehende mikroskopisch kleine „Zotten“ vergrößern die Oberfläche um den Faktor von ca. 600 auf eine Fläche von ca. 200 m^2. Diese Zotten sind von vielen Schleimhautzellen überzogen, deren Zellwand wiederum von dicht bei dicht stehenden kleinen Härchen gebildet ist (= „Mikrovilli“ = „Bürstensaum“), die man im Elektronenmikroskop erkennt. Hierdurch vergrößert sich die Oberfläche noch einmal um den Faktor 25-40. Die Dünndarmoberfläche eines Menschen hat somit etwa die Fläche eines Fußballplatzes!

Zusätzlich sind in der Dünndarmwand viele Zellen angesiedelt, die Hormone (= Botenstoffe) produzieren und damit den Stoffwechsel regulieren, und viele Lymphzellen und Lymphknötchen, die dem Immunsystem des Körpers zugehören.

Dickdarm: Die Dickdarmoberfläche ist nicht so groß wie die des Dünndarms. Der Dickdarm hat für seine Formstabilität drei Längsbänder (= Taenien) und nicht ganz rundum verlaufende Querfurchen (= Haustrien). Die Zellschicht ist dünner und von schleimbildenden Becherzellen durchsetzt. Dieser Schleim gewährleistet die Gleitfähigkeit des nun zunehmend festeren Stuhles. Statt Zotten ist die Oberfläche durch dicht bei dicht stehende Grübchen (= Krypten) vergrößert, in denen der Schleim vorrätig ist. Lymphknötchen finden sich auch im Dickdarm. – Zusammen mit denen des Dünndarms schützen sie uns vor infektiösen und anderen unverträglichen Substanzen (= Toxinen, Antigenen).

F. Fragen zu den Krankheitserscheinungen (Symptomen)

Warum bekomme ich Durchfall?

40

Täglich werden im Dünndarm zirka 8 - 9 Liter Flüssigkeit aufgenommen, davon stammen an die 1,5 - 2,5 Liter aus der Nahrung bzw. der getrunkenen Flüssigkeit. Der Rest gelangt mit den Sekreten aus Verdauungsdrüsen und Drüsenzellen in den Verdauungstrakt. Dabei liefern die Speicheldrüsen einen Anteil von zirka 1 Liter, der Magen mit seinen Sekreten ca. 1,5 Liter, der Dünndarm selbst zirka 3 Liter und die Galle an die 0,6 Liter. Im Dickdarm wird Wasser zurückgewonnen und der Stuhlbrei somit eingedickt. Darüber hinaus hat der Dickdarm die Funktion eines Reservoirs, d.h. der Stuhl wird bis zur nächsten Stuhlentleerung zwischengespeichert.

Als Durchfall (medizinisch auch die Diarrhoe oder Diarrhö) wird der öfter als dreimalige Stuhlgang am Tag bezeichnet, wobei der Stuhl ungeformt ist und bei Erwachsenen ein Stuhlgewicht von 250 g pro Tag – meist durch erhöhten Wassergehalt – überschritten wird. Damit verbunden ist oft ein unbeherrschbarer Stuhldrang, der für den Betroffenen selbst oft das alleinige oder Hauptproblem darstellt. Je nach Ursache kann der Stuhl dabei Schleim, Eiter oder Blut enthalten. Häufige Darmentleerungen bei funktionellen Darmbeschwerden bei normalem Stuhlgewicht oder einer normalen Stuhlkonsistenz sind somit im medizinischen Sinn nicht als Durchfall zu bezeichnen. Eine Diarrhoe von mehr als zwei Wochen Dauer wird als „chronisch" bezeichnet.

Wenn Dünn- oder Dickdarm ihre Funktion nicht regelrecht wahrnehmen können, entsteht Durchfall. – Von daher zählen Colitis ulcerosa und Morbus Crohn auch zu den „chronischen Durchfallerkrankungen". Aber nicht jeder Betroffene leidet unter Durchfall!

Durchfall kann bei den chronisch entzündlichen Darmerkrankungen unterschiedliche Ursachen haben:

a) entzündliche Sekretion

Bei Schürfwunden der Haut ist jedem geläufig, dass sie oft „nässen", d.h. entzündliches („fibrinöses") Sekret ausschwitzen. Ähnlich verhält es sich bei den oft großflächigen inneren Wunden an der Darmschleimhaut. Das Gleichgewicht zwischen Ausscheidung und Aufnahme von Flüssigkeit ist gestört. Enthält das Sekret viele abgestorbene Zellen und weiße Blutkörperchen, wird es „eitrig“. Sind Dickdarmzellen überaktiv, wird zu viel Schleim produziert. Ist die Schleimhaut durch minimale Berührungen verletzlich, mischt sich sichtbares Blut bei.

b) mangelhafte Verdauungsvorgänge
Wird der Chymus (= angedauter Nahrungsbrei) nicht ausreichend mit den Enzymen der Bauchspeicheldrüse und Gallenflüssigkeit versetzt, bleiben Nahrungsbestandteile (vor allem das Fett) unverdaut und führen zu vermehrter Gärung im Dickdarm sowie erhöhtem Stuhlgewicht. Diese Durchfallursache ist bei den Darmentzündungen eher selten, kann aber einmal nach Oberbauchoperationen auftreten (sog. exokrine Pankreasinsuffizienz).

c) mangelhafte Resorption (Aufnahme)/„Kurzdarmsyndrom“
Im Dünndarm werden die einzelnen Nahrungsbestandteile (Zucker, Fette, Eiweiß, Vitamine und Mineralien) aufgenommen (resorbiert). Nach operativer Entfernung großer Anteile des Dünndarmes oder bei großflächiger entzündlicher Veränderung ist diese Funktion gestört. Die sogenannte „kritische Grenze“ beträgt 60-100 cm funktionsfähiger Restdünndarm. Wird diese Länge unterschritten, ist eine dauerhafte parenterale (künstliche Ernährung über eine Vene) unumgänglich. Bei unzureichender Resorption führen nicht aufgenommene Nahrungsbestandteile (u. a. Fett) im Dickdarm zu vermehrter Gärung und damit zu Durchfall. Im letzten Abschnitt des Dünndarmes, dem terminalen Ileum, findet die Resorption von Vitamin B_{12} und Gallensäuren statt. Ist dieser Abschnitt operativ (zum Teil oder vollständig) entfernt worden oder entzündungsbedingt funktionsgestört, so sollte an eine Vitamin B_{12}-Therapie gedacht werden (➡ Frage 86).

d) Übertritt „falscher“ Nahrungsbestandteile in den Dickdarm
Bei einigen dieser im Dünndarm nicht resorbierten Nahrungsbausteine setzt eine bakterielle Gärung im Dickdarm ein, beispielsweise bei einer Reihe von *Zuckern* und bei den *Gallensäuren* (➡ Frage 38, ➡ Frage 87, ➡ Frage 101). Die Gärungsprodukte sind u.a. gasbildende und wasserbindende Moleküle. Die Folge sind oft schmerzhafte, krampfartige Durchfälle nach entsprechender Kost.
Viele erwachsene Europäer und Amerikaner sowie fast alle Asiaten und Afrikaner haben nur noch eine begrenzte Verdauungskapazität für Milchzucker. Diese kann durch die Dünndarmbeteiligung bei Morbus Crohn zusätzlich vermindert werden, so dass eine Milchzuckerunverträglichkeit (Lactose-Intoleranz) resultiert. Andere Zucker wie z.B. Sorbit (häufiger Zuckeraustauschstoff in „kalorienreduzierten“ Nahrungsmitteln) werden von allen Menschen nur begrenzt toleriert, erst recht von Dünndarm-Kranken. Oft verursachen sie Durchfälle und Blähungen.

e) beschleunigte Passage
Bereits die Füllung des Darmes mit mehr Flüssigkeit und Gasen (s.o.) führt zu einer beschleunigten Passage. Aber auch andere, auch seelische Faktoren, spielen hierbei eine Rolle, da die Aktivität des autonomen (unwillkürlichen) Nervensystems auf den Darm individuell sehr unterschiedlich ist. Im Volksmund heißt das kurz und knapp: Man hat „Schiss".

f) bakterielle Fehlbesiedlung im Dünndarm
Nach der sauren Magenpassage ist der Chymus (= Speisebrei) im Dünndarm bakterienarm. Erst was unsere Verdauung übrig lässt, bekommen die Dickdarmbakterien. Im Falle einer bakteriellen Dünndarmfehlbesiedlung setzt die Vergärung der Nahrung bereits dort ein und führt zu Durchfall. Ursachen können eine Fistel zum Dickdarm, ein Verlust der Ventilfunktion der Valvula Bauhini (= Klappenventil zwischen Dünn- und Dickdarm; = Ileocoecalklappe), eine verminderte Beweglichkeit des Dünndarms beim Chymustransport oder ein operativ geschaffener Blindsack sein. Auch eine Dauertherapie mit den Magensäuregrad verändernden Medikamenten (Protonenpumpeninhibitor) kann eine bakterielle Fehlbesiedlung des Dünndarms vom Magen her begünstigen.

g) Kurzschluss zwischen höheren und tieferen Darmabschnitten
Schließlich führt eine Fistel (➡ Frage 49) zwischen Dünn- und Dickdarm nicht nur zur bakteriellen Fehlbesiedlung, sondern kann bei entsprechender Weite auch einen Kurzschluss für den Nahrungsbrei herstellen, so dass der dazwischen liegende Dünndarm ganz oder teilweise in seiner Funktion ausgeschaltet ist.

Warum muss man in der Nacht nicht so oft zur Toilette? 41

Wie viele unserer unwillkürlichen (= autonomen, unbewusst ablaufenden) Lebensvorgänge unterliegt auch die Darmtätigkeit einem Tag-Nacht-Rhythmus. Dem Arzt hilft das, reine steuerungsbedingte („vegetative") Durchfälle von organischen (➡ Frage 40) zu unterscheiden. Andererseits ist bei der Beurteilung eines Durchfallpatienten wichtig, ob die notwendige vegetative Erholung während des Nachtschlafes möglich oder durch den Zwang zu Stuhlentleerungen regelhaft gestört ist.

Warum habe ich Bauchschmerzen? 42

Weil Abschnitte des Magen-Darm-Traktes entzündet, verengt oder überfüllt sind, weil Nachbarorgane gereizt oder beteiligt sind.

Ähnlich dem Durchfall (➡ Frage 40) liegen auch dem Bauchschmerz unterschiedliche Ursachen zugrunde, die zu unterscheiden für die richtige Behandlung wichtig ist. Die Innenschicht des Magen-Darm-Traktes ist nicht mit sensiblen Schmerzfühlern versorgt: Man spürt den zu heißen Schluck im Mund, im Rachen und in der oberen Speiseröhre dann nicht mehr. Die Schmerzempfindung setzt erst wieder am After ein.

a) Schmerzen bei einer Verengung („Stenose")
Man spürt ein Hohlorgan im Bauchraum, wenn es gegen ein Hindernis anpumpt: an den Gallenwegen als Gallenkolik, an den ableitenden Harnwegen als Nierenkolik, in der Gebärmutter als Wehen und eben auch im Magen oder Darm. Diese Schmerzen sind wellenförmig, krampfartig. Der Schmerzort entspricht in der Regel dem Hindernis. Der Zeitpunkt des Schmerzes nach einer Nahrungsaufnahme lässt zusätzliche Rückschlüsse zu. Die dabei hörbaren Geräusche sind typisch.

b) Schmerzen bei vermehrter Füllung
Ähnlich, aber nicht so ausgeprägt und ortsständig wie stenosebedingte Schmerzen sind Schmerzen bei einer vermehrten und plötzlichen Darmfüllung, wie sie bei den verschiedenen beschriebenen Durchfällen (➡ Frage 40) auftreten können. Gerade bei Gärungsdurchfällen infolge (Milch-) Zuckerunverträglichkeit oder bei Gallensäurenverlust ist dies typisch.

c) Schmerzen bei einer Mitentzündung des Bauchfells
Während die Innenwand von Magen und Darm schmerzunempfindlich ist, ist das Bauchfell, das alle diese Organe wie eine dünne Folie überzieht, hochsensibel (= schmerzempfindlich). Dringt die Entzündung durch alle Darmschichten bis zum Bauchfell vor (beim Morbus Crohn häufiger als bei der Colitis ulcerosa), führt dies zu einem umschriebenen stechenden ortsständigen Dauerschmerz, der durch jedes Tasten verstärkt wird.

d) Schmerzen bei Miterkrankung von Oberbauchorganen
Speiseröhrenentzündung, Magen- oder Zwölffingerdarmgeschwüre haben ihren typischen „brennenden" Oberbauchschmerz. Dieser kann auch einmal beim Morbus Crohn oder als Medikamentenfolge bei beiden Darmerkrankungen auftreten. Zieht der Oberbauchschmerz mehr in den Rücken, steigert er sich bei jeder Nahrungsaufnahme, geht er mit Übelkeit einher, ist an eine (Mit-) Entzündung der Bauchspeicheldrüse zu denken. Bei Gallenkoliken (rechter Oberbauch, ebenfalls mit Übelkeit bis zum Erbrechen) ist nach Gallensteinen zu suchen.

e) Schmerzen bei Miterkrankung der ableitenden Harnwege
Fisteln beim Morbus Crohn können die ableitenden Harnwege erreichen (➡ Frage 49 und ➡ Frage 53), Nierensteine sind gehäuft zu erwarten. Nieren-

koliken, Brennen beim Wasserlassen, trüber oder blutiger Urin, Luft im Harnstrahl, Flankenschmerz können entsprechende Hinweise geben.

Warum nehme ich ab? 43

Eine chronische Entzündung verbraucht Energie. Sie gehört zu den „zehrenden" Erkrankungen. Ist zudem die Aufnahme von Nahrungsbausteinen gestört (➡ Frage 35 und ➡ Frage 40), ist ein Energiemangel die zwangsläufige Folge. Bei einer Dünndarmerkrankung (Morbus Crohn) ist damit häufiger zu rechnen als bei einer reinen Dickdarmerkrankung. Manche Medikamente wirken sich ungünstig auf den Appetit aus. Schließlich veranlassen Durchfälle, Schmerzen und die Angst vor Stuhlinkontinenz chronisch Darmerkrankte zum freiwilligen Nahrungsverzicht. Ein solcher „Hungerstreik" verstärkt natürlich die Gewichtsabnahme und die hierdurch bedingte Schwäche.

Warum bekomme ich immer wieder Fieber? 44

Fieber ist eine typische Reaktion auf eine Entzündung, sobald sich der gesamte Körper damit auseinandersetzt. – Eine örtlich umschriebene Entzündung, wie sie beim Colitis ulcerosa-Schub häufiger ist, bleibt deshalb oft fieberfrei. – Zeigen sich Fernwirkungen der Entzündung an Gelenken, Haut, Augen, Gallenwegen oder treten Fisteln, ein Abszess oder eine Beteiligung der Nieren und Harnwege auf, geht das oft mit Fieber einher (➡ Frage 49 bis ➡ Frage 55). Diese fieberhaft-entzündliche Reaktion wird durch entzündungshemmende Medikamente (u.a. Cortison) unterdrückt, was aber noch nicht einer Besserung des Befundes entsprechen muss.

Manchmal gehen unerklärliche Fieberschübe – mit oder ohne Gelenkschmerzen oder -schwellungen – der Diagnosefindung monate- bis jahrelang voran.

Wie kann ich einen beginnenden Schub erkennen? 45

„Schub" bedeutet erhöhte Krankheits-„Aktivität", mehr Entzündung, also mehr oder zusätzliche Beschwerden infolge der chronischen Darmerkrankung. Typischerweise äußert sich dies in Durchfall, Bauchschmerz, Fieber, Schwäche, Gelenkschmerz und/oder kleinen schmerzhaften Mundgeschwüren (Stomatitis aphthosa) - also den Beschwerden, die Sie vom Ausbruch oder Verlauf der Krankheit her kennen. Bei Patienten mit Colitis ulcerosa mischt sich den häufiger werdenden Durchfällen immer öfter oder mehr Blut und Schleim bei. Diesmal sollten Sie nicht lange warten, bis die medikamentöse Behandlung begonnen oder intensiviert wird.

In den ersten Tagen kann es schwierig sein, einen beginnenden Schub von „alltäglichen“ Beschwerden anderer Ursache abzugrenzen (➡ Frage 21), aber gerade der chronisch Kranke kennt sich und die für ihn typischen Beschwerden im Laufe der Zeit recht genau.

46 Wie kommt das Blut in den Stuhlgang?

Durch die Schädigung der gut durchbluteten Darmschleimhaut. – Unter der Darminnenwand (Schleimhaut = Mucosa) liegt die Schicht, die unter anderem sehr zahlreiche Blutgefäße führt (= Submucosa). Da die Schleimhaut einen sehr regen Stoffwechsel und viele Transportfunktionen hat, sich rasch erneuert, ist sie sehr gut durchblutet. Ist sie an vielen und ausgedehnten Stellen entzündet, geschädigt und dadurch leichter verletzlich, tritt Blut bereits bei leichter Berührung durch den Darminhalt aus den kleinsten Blutgefäßen (Kapillaren) aus. Dies ist umso eher sichtbar, je weiter unten die Schleimhautschädigung liegt (After, Rektum, Sigma). Wegen der kontinuierlichen Ausdehnung und der Beteiligung der unteren Dickdarmabschnitte ist bei der Colitis ulcerosa Blut beim Stuhl viel öfter zu beobachten als beim Morbus Crohn.

47 Wie ernst sind Blutabgänge mit dem Stuhl zu nehmen?

Bei der Colitis ulcerosa ist Blut im Stuhl lediglich einer von mehreren Hinweisen auf die Akuität der Erkrankung. Dennoch ist Blut beim Stuhlgang auf keinen Fall „normal“, sondern klärungsbedürftig, vor allem deshalb, weil diese Beobachtung auch ein früher Warnhinweis für den Enddarm- und Dickdarmkrebs sein kann. Deshalb wird auch im Rahmen jeder Krebsfrüherkennungsuntersuchung nach Blut beim Stuhlgang gefragt und gesucht. Auch bei Menschen **ohne** chronische Darmentzündung mit Blut im Stuhl sind andere Blutungsquellen allerdings häufiger als Krebs: Hämorrhoiden, kleine Einrisse am After (= Fissuren), kleine zumeist gutartige Geschwülste (= Polypen) u.a. Dennoch wird der Arzt sicherheitshalber eine Untersuchung des ganzen Dickdarms veranlassen. – Soweit gilt das auch für einen Menschen mit Colitis ulcerosa oder Morbus Crohn. Führen jedoch entzündliche Schübe zum Darmbluten, sind die Blutabgänge erklärt, und es besteht kein Grund zur Krebsangst. Hierdurch besteht auch nicht jedes Mal die Notwendigkeit einer erneuten endoskopischen Untersuchung (➡ Frage 60d+e, ➡ Frage 61a+b, und ➡ Frage 153).

Selten sind die Blutabgänge mit dem Stuhlgang so stark, dass Beschwerden durch einen bedeutsamen Blutverlust resultieren. Das ist aber durch einfache Untersuchungen rasch zu klären (Blässe, Blutbild).

Welche Komplikationen sind bei Morbus Crohn/Colitis ulcerosa möglich? 48

Komplikation ist ein außerordentliches Krankheitsgeschehen, das den Verlauf einer Grundkrankheit ungünstig gestaltet und einer besonderen – meist raschen - Behandlung bedarf. Der schwere Verlauf, unerwünschte Behandlungsfolgen („Nebenwirkungen") oder krankheitstypische Fernwirkungen an anderen Organen (➡ Frage 18) sind somit keine „Komplikationen".

Gefürchtete Komplikationen bei der **Colitis ulcerosa** sind schwere Blutungen, die Darmlähmung, der Darmdurchbruch und der Dickdarmkrebs. Die schwere Blutung, die einer Blutübertragung bedarf und sich durch eine medikamentöse Behandlung nicht bald bessert, ist selten. Sehr selten geworden ist in Folge der heutigen Behandlungsmöglichkeiten auch die akute Darmlähmung (= „toxisches Megakolon"), die zu heftigen Schmerzen und hohem Fieber führt. Auch der Darmdurchbruch (= „Perforation") macht heftige, dauerhafte umschriebene Bauchschmerzen, Schwäche, Schwindel und Schweißausbruch. – Alle diese Komplikationen bedürfen der sofortigen Krankenhausbehandlung und Operation. – Entzündliche Schleimhautwucherungen („Polypen", „Pseudopolypen") sind häufig, führen aber sehr selten zu Beschwerden. Sie können mal bluten oder eine Darmeinstülpung (= „Invagination") verursachen. Beim Morbus Crohn kommt es eher zu örtlichen Komplikationen an Enddarm und Anus: Hämorrhoiden, Fissuren, Fisteln (➡ Frage 49), Abszess (➡ Frage 50) oder kurzstreckigen Verengungen (= „Strikturen"), sie sind behandelbar. Zum Risiko des Dickdarmkrebses ➡ Frage 60e und ➡ Frage 149 bis ➡ Frage 153.

Auch beim **Morbus Crohn** können die o.a. Komplikationen auftreten. Schwere Blutungen oder eine Darmlähmung sind jedoch noch seltener, ein Darmdurchbruch (= „Perforation") kommt dagegen eher vor (1-2% der Betroffenen). Noch eher kommt es in Folge von Darmverengungen (= „Stenosen") zu einem Darmverschluss („Ileus", „Subileus"), der zu einer Operation zwingen kann. Fisteln oder Abszesse können kompliziert verlaufen (➡ Frage 49 und ➡ Frage 50).

Bei beiden Krankheiten ist die Neigung zu *Thrombosen* vermehrt. Hieran sollte man bei einer (schmerzhaften) Schwellung eines Unterschenkels denken. Die nicht behandelte Venenthrombose kann zur (stets gefährlichen) Lungenembolie (Verstopfung eines Blutgefäßes in der Lunge) führen.

Selten tritt auch eine akute Bauchspeicheldrüsenentzündung auf. Sie wird eher als Komplikation notwendiger medikamentöser Behandlungen (Mesalazin, Sulfasalazin, Azathioprin) gesehen. Gallensteine oder Nierensteine, die vor allem beim Morbus Crohn gehäuft auftreten, können ihrerseits Komplikationen verursachen.

49 Was ist eine Fistel?

Eine Fistel ist ein abnormer, mit Entzündungszellen ausgekleideter Gang, der entweder blind endet oder eine Verbindung zu einem anderen Organ oder zur Hautoberfläche darstellt. Fisteln sind typisch für den Morbus Crohn, kommen aber auch ohne chronisch-entzündliche Darmerkrankung vor. Fisteln können Folge nicht vollständig verheilter Operationswunden sein. Da diese Fisteln „entzündlich" entstanden sind, enthalten und produzieren sie in der Regel eitriges Sekret.

Fisteln gehen von befallenen Darmabschnitten (oft Enddünndarm, Dickdarm, Mastdarm) aus und gehen zum After, zur vorderen Bauchhaut, Harnblase, Gebärmutter, Scheide, zum Gesäß oder zur vorderen Innenseite des Oberschenkels (➡ Frage 18). Fisteln können sich auch zwischen benachbarten Darmabschnitten bilden; werden sie groß, führen sie zu einem Kurzschluss für den Chymus (Nahrungsbrei) und zu Durchfall und Mangelernährung (➡ Frage 40g).

Bei einer Fistel ist zu prüfen, ob eine Darmverengung (Stenose) zu ihrer Entstehung beigetragen hat, ob diese Fistel eine Art Überdruckventil bildet. Eine derartige Fistel ist nur durch die operative Beseitigung der Engstelle zu behandeln.

Fisteln führen zu entzündlichen Reaktionen. Fisteln bei Morbus Crohn können sich in die Umgebung eingraben, werden länger, größer, verzweigter. Sie können „fuchsbauartig" werden und einen Abszess verursachen (➡ Frage 50).

Fisteln können schmerzhaft sein, sobald das Bauchfell oder die Haut beteiligt sind (➡ Frage 37, ➡ Frage 42c-e) oder wenn sie zu einer Entzündung anderer Organe geführt haben.

Operative Behandlungen (oder Sanierungen) solcher Fisteln sind oft recht langwierig und fordern leider viel Geduld, sowohl vom Patienten als auch vom Chirurgen. Vor einer endgültigen Sanierung muss in einigen Fällen zuerst der betroffene Darmabschnitt ruhig gestellt und dafür ein vorübergehendes Stoma angelegt werden. Der Fistel-tragende Abschnitt kann dadurch zur Ruhe kommen. Nach Sanierung der Fistel(n) legt man das Stoma wieder zurück (sogenannte mehrzeitige Operationen).

Begleitend zu einer Operation oder als konservativer Therapieversuch oder auch als dauerhafte Behandlung bei chronischen Fisteln, die nicht operiert werden können oder sollen, kann ein Faden eingelegt werden. Er (oder die Lasche) verhindert einen vorzeitigen Verschluss des Fistelgangs und stellt sicher, dass alle Sekrete abfließen können und sich durch einen Sekretstau kein Abszess (➡ Frage 50) bildet. So ein Faden liegt manchmal mehrere Monate lang in dem (operierten) Fistelgang, bevor es zu einem vollständigen Fistelverschluss kommt. Es gibt in der Fistelchirurgie besonders erfahrene Chirurgen, bei denen die Erfolgsquote höher ist als bei unerfahrenen Operateuren. (Dies gilt generell für Operationen bei CED-Patienten)

Was ist ein Abszess? 50

Ein Abszess ist eine umkapselte Eiteransammlung in einer neu gebildeten Körperhöhle, die durch entzündliche Gewebseinschmelzung entsteht. Abszesse können überall am Körper auftreten und sind meistens sehr schmerzhaft. Bei chronisch entzündlichen Darmerkrankungen, insbesondere bei Morbus Crohn, können Abszesse in der Nachbarschaft entzündeter Darmabschnitte, am After, in der Bauchhöhle, aber auch am Ende von Fistelgängen oder im Bereich von Operationswunden auftreten. Ein Abszess kann „wandern“, d.h. er kann Gewebestrukturen folgend sein Entstehungsgebiet verlassen und sich z.B. mit der Schwerkraft absenken. Nach einiger Zeit bilden Abszesse eine narbige Kapsel aus. Sowohl das Fehlen von Blutgefäßen im Abszess als auch diese narbige Kapsel machen Antibiotika nahezu wirkungslos, da sie nicht an die Stelle der Entzündung herangelangen können. Neben der chirurgischen Eröffnung oder dem vollständigen Herausschälen der Abszesshöhle kann im Einzelfall auch die Möglichkeit einer Ableitung (Drainage) über Drainageschläuche nach außen erwogen werden. In einem solchen Falle erfolgt meist die Punktion, d.h. das Anstechen, unter bildgebender Kontrolle (Computertomographie/Sonographie). Abszesse können auch über Fisteln Anschluss an die Körperoberfläche oder in/an andere Organe gewinnen und somit zu weiteren Komplikationen führen. (➡ Frage 40 ff).

Was haben Gelenkschmerzen mit der Darmentzündung zu tun? 51

Die Gelenkkapsel ist von einer gut durchbluteten Innenhaut (= „Synovia“) überzogen, die bei allen „rheumatisch“ verlaufenden Entzündungen eine Rolle spielt: Werden Entzündungserreger oder körpereigene entzündungsauslösende Stoffe (= „Antigene“) von vom Körper gebildeten „Antikörpern“ (= entzündungsabwehrende Immunglobuline) abgefangen, kreisen im Blut diese großen Molekülkomplexe (= „Immunkomplexe“). Diese bleiben leicht in den Gelenkinnenhäuten hängen und lösen dadurch eine Mitentzündung der Gelenke („Arthritis“) aus: Schwellung, Schmerz, Überwärmung und schmerzhafte Bewegungseinschränkung. Eine weitere Theorie ist die Entwicklung einer sogenannten Kreuzantigenität, bei der die Antikörper, die zunächst gegen den Darm gerichtet waren, nun auch die Gelenkschleimhaut als „fremd“ erkennen. Manchmal spüren die Betroffenen lediglich Schmerzen.

Diese Gelenkbeteiligung kann den Bauchbeschwerden sowohl bei der Erstdiagnose als auch bei einem Schub Tage bis Monate vorangehen. Sie gehört zu den Begleiterkrankungen wie auch Augensymptome (Regenbogenhautentzündung) (➡ Frage 52) oder schmerzhafte Knoten unter der Haut (Erythema nodosum) (➡ Frage 54).

Solche mit der Darmerkrankung einhergehenden entzündlichen Gelenkbeschwerden sind häufig. Sie sind oft rheumaähnlich und können kleine Gelenke (Finger), aber auch große Gelenke (Knie, Ellenbogen) oder auch die Kreuzbeindarmbeinschaufelgelenke (die sogenannten „Ileosakralgelenke") betreffen. Die Unterscheidung zu „normalen" Verschleißbeschwerden (Arthrose) ist manchmal recht schwierig, insbesondere wenn verschleißbedingte und CED-bedingte Gelenkbeschwerden nebeneinander bestehen. Bildgebende Verfahren wie Röntgen, CT oder MRT helfen da meist wenig. Am wichtigsten ist eine genaue Befragung. Gehen die Beschwerden parallel einher zu den entzündlichen Darmentzündungsschüben, kündigen sie den Schub an oder treten sie erst beim Abklingen des Schubes auf? Bei vielen Patienten läuft das immer in einem ähnlichen Muster ab und legt die Diagnose einer Gelenkbeteiligung bei CED nahe. Im Verlauf lernen die meisten Patienten sich und ihre Beschwerden bei Schüben kennen und sich dadurch meist gut einzuschätzen.

Die verschiedenen Gelenkregionen sind unterschiedlich oft beteiligt. Häufig (in ca. 20-30%) sind die Ileosakralgelenke (Gelenke zwischen Kreuzbein und Darmbein des Beckens), die oberen Sprunggelenke und die Kniegelenke betroffen, seltener (in ca. 5-10%) die Fingergelenke, die Zehengrundgelenke und die Handgelenke, selten (in ca. 1-5%) Schulter- und Ellenbogengelenke oder auch das Kiefergelenk. Grundsätzlich können auch mehrere Gelenkregionen ein- oder beidseitig betroffen sein.

Menschen, die auf dem Chromosom 6 eine bestimmte Blutzelleigenschaft, das „Histokompatibilitätsantigen B 27" (HLA-B27), aufweisen, neigen überdurchschnittlich häufig zu Gelenkbeteiligungen im Rahmen ihrer CED.

52 Was haben Sehstörungen mit der Darmentzündung zu tun?

Begleitentzündungen des Auges (der Augen) sind für Morbus Crohn und Colitis ulcerosa typisch, aber selten – etwa jeder 20. Betroffene erkrankt daran. Man spürt ein Fremdkörpergefühl, Augenschmerzen, Lichtempfindlichkeit, andauerndes Tränen oder Sehstörungen. Zugrunde liegt eine Entzündung der Lederhaut, der Regenbogenhaut, der Hornhaut oder der mittleren Augenhaut. Teilen Sie in jedem Fall dem Augenarzt mit, dass Sie an einer chronischen Darmentzündung erkrankt sind, da es auf die medikamentöse Behandlung Einfluss hat.

Sehr viel häufiger ist das an sich harmlose, aber im Beschwerdebild manchmal ähnliche Problem der sogenannten „trockenen Augen“, bei dem die Tränendrüsen qualitativ minderwertige Sekrete (mit zu geringer Viskosität) produzieren. Hier ist die Behandlung mit künstlichem Tränenfilm (in Augentropfenform) sehr einfach.

Glukocortikoide (Kortisonpräparate) können bei langfristiger Einnahme zu einem grauen oder grünen Star beitragen (➡ Frage 74d). Das Risiko dafür steigt mit der Dauer und den Dosen der Kortisontherapie.

Was ist passiert, wenn beim Wasserlassen Luft oder Krümel mitkommen? 53

Es kann zu einer Verbindung zwischen dem (gasführenden) Darm und den (stets luftfreien) ableitenden Harnwegen gekommen sein, meist im Bereich der Harnblase. Ursache ist fast immer eine Fistel (➡ Frage 49). Damit dringen zugleich Darmbakterien in die ableitenden Harnwege (Nierenbecken, Harnleiter, Harnblase) ein und führen zu einer eitrigen Entzündung. Dieser Komplikation soll man möglichst zuvorkommen, d.h. bei Beobachten von Luft oder Krümeln im Harnstrahl sollte man rasch ein Krankenhaus aufsuchen, damit die möglicherweise ursächliche Fistel operativ beseitigt wird.

Können schmerzhafte Knoten an den Schienbeinen (an den Armen) von der Darmentzündung kommen? 54

Ja. Gerade beim Morbus Crohn jüngerer Betroffener treten oft in Verbindung mit Gelenk- oder Augenentzündungen derartige schmerzhafte blaurote Knoten des Unterhautgewebes auf, das „Erythema nodosum“ (Morbus Crohn 2 bis 15 %, Colitis ulcerosa 14 bis 19 % der Patienten). Der typische Ort ist die Haut über den Schienbeinen, die Knoten können sich aber auch an den Oberschenkeln oder den Außenseiten der Unterarme zeigen. Das Erythema nodosum ist nicht beweisend für eine CED, sondern tritt auch bei anderen Erkrankungen und als Arzneimittelnebenwirkung auf. Es verschwindet mit dem Abklingen der Entzündung bzw. mit deren Behandlung.

55 Gibt es bei chronischen Darmentzündungen auch nicht heilende Hautgeschwüre?

Ja – aber zum Glück nur sehr selten (ca. 1 bis 2 % der CED-Patienten).

Das Pyoderma gangraenosum ist eine schmerzhafte Erkrankung der Haut, bei der es großflächig, in der Regel an einer Stelle, zu einer Geschwürsbildung (=Ulkus) und zu einem Absterben (Gangrän) der Haut kommt. Gelegentlich ist eine Bagatellverletzung vorausgegangen. Die Erkrankung wird nicht durch eine Infektion verursacht (daher sind Antibiotika auch wirkungslos), sondern durch eine überschießende Reaktion des Immunsystems (Autoimmunerkrankung). Sie wird daher mit Medikamenten behandelt, die das Immunsystem unterdrücken (z.B. Cortison oder Azathioprin und Cyclosporin).

Die häufigste Lokalisation des Pyoderma gangraenosum ist die Vorderseite des Unterschenkels, es kann aber auch an jeder anderen Stelle der Haut auftreten. Zur Behandlung kann eine Salbe, die sonst auch bei der Neurodermitis eingesetzt wird, verwendet werden (Protopic-Salbe, Inhaltsstoff Tacrolimus). (➡ Frage 69c).

56 Was mache ich bei schmerzhaften Geschwürchen im Mund?

Diese sogenannte „Stomatitis aphthosa“ oder auch „Aphthen“ sind bei Patienten mit Morbus Crohn nicht ungewöhnlich. An der Mundschleimhaut oder auch an der Analregion entwickeln sich dann schmerzhafte und rötlich verfärbte Geschwürchen. Diese Veränderungen gehen manchmal den ersten Darmbeschwerden voraus und werden daher auch als Frühsymptom gewertet, das an einen Morbus Crohn denken lassen sollte. Allerdings können diese Schleimhautveränderungen auch unabhängig von chronisch entzündlichen Darmerkrankungen beobachtet werden. Mit der Behandlung der Erkrankung bessern sich die Aphthen in der Regel. Bei starken Schmerzen hat sich das Auftragen von lokal anästhesierenden (betäubenden) Salben oder Cremes bewährt, die sonst für Prothesendruckstellen oder zahnende Kinder verwendet werden.

57 Was mache ich bei quälendem Juckreiz am ganzen Körper?

Ein solcher Juckreiz kann Hinweis auf eine Entzündung der Gallenwege oder auf eine Arzneimittelunverträglichkeit sein. In jedem Fall wird eine baldige ärztliche Untersuchung mit Blutentnahme erforderlich.

Wie verhalte ich mich bei unwillkürlichen Stuhlabgängen? 58

Bitte berichten Sie unbedingt Ihrem Arzt davon. Sicherlich haben Sie längst erste Notfallmaßnahmen ergriffen wie das Benutzen von Vorlagen oder das Mitführen frischer Wäsche. Auch wenn Ihnen solche Vorkommnisse peinlich und höchst unangenehm sind, berichten Sie bitte unbedingt ihrem Arzt. Durch genaues Befragen wird er mit Ihnen den Grad einer solchen Stuhlinkontinenz ermitteln. Manchmal genügt es ja, durch die Behandlung für festeren Stuhl zu sorgen. Manchmal ist die Mitentzündung des Enddarmes, eine Fistel oder eine Schädigung des Schließmuskels verantwortlich. – In jedem Fall ist eine genauere Klärung der Stuhlinkontinenz erforderlich und möglich, so dass eine gezielte Behandlung eingeleitet werden kann.

Wenn ich immer wieder Stuhlschmieren oder Nässen am After habe? 59

Muss man die Ursache klären. Am häufigsten sind Hämorrhoiden oder zum After führende Fisteln. Beides ist behandelbar. Auch Fettstühle bei verminderter Produktion von fettspaltenden Enzymen in der Bauchspeicheldrüse können zu Stuhlschmieren führen, da die Enddarmschleimhaut Fett nicht erkennen kann und der Schließmuskel daher nicht wie sonst reflektorisch schließt. Finden Sie sich mit diesen oft quälenden und peinlichen Beschwerden nicht ab. Ihr Arzt wird erst dann eine Diagnostik und Behandlung veranlassen, wenn Sie auch hierüber geklagt haben.

G. Fragen zu speziellen Untersuchungen

60 Welche Untersuchungen sind sinnvoll?

Die Grundlage einer jeden ärztlichen Behandlung stellt die sogenannte Anamneseerhebung dar. In diesem Rahmen wird ihr/e Arzt/Ärztin Fragen zu den aktuellen Beschwerden, Veränderungen der Befindlichkeit, Stuhlgewohnheiten (Farbe, Häufigkeit, Geruch, Blut- oder Schleimbeimengungen, Zusammensetzung, etc.), Vorerkrankungen, Medikamenten, Stress, u.s.w. stellen. Das alleinige Gespräch sollte dabei nicht unterschätzt werden, da hiervon unter Umständen das gesamte weitere Vorgehen abhängen kann. Sprechen Sie auch Dinge an, die Ihnen im Zusammenhang mit Ihren Beschwerden wichtig erscheinen, aber vielleicht nicht angesprochen wurden. Untersuchungen haben ergeben, dass mehr als 50% des Behandlungserfolges von einem guten Anamnesegespräch abhängen. Gegebenenfalls ist es hilfreich, eine tabellarische Aufstellung über Operationen und Krankenhausaufenthalte zu führen. Bei Nachfragen zu Ihren Medikamenten sollten Sie diese am besten mit Handelsnamen oder Wirkstoff und Wirkstärke benennen können (z.B. Salofalk® 500mg Tabletten) oder sich einen Spickzettel anlegen. Zu Hause sollten Sie sich einen Aktenordner anlegen, in dem Sie alle Krankenhaus-, Operations-, Magen-Darm-Spiegelungsbefunde, etc. chronologisch abheften.

Im Rahmen der körperlichen Untersuchung wird insbesondere der Bauch durch Abhören, Klopfen und Tasten begutachtet. Bei einer rektal-digitalen Untersuchung wird der Enddarm mit dem Zeigefinger ausgetastet, um Informationen über Afterschließmuskel, Enddarm und Stuhlbeschaffenheit zu gewinnen.

Bei der Labordiagnostik werden insbesondere rotes Blutbild, Entzündungswerte (Leukozyten = weiße Blutkörperchen, CRP = schnell reagierender Entzündungswert und BSG = Blutsenkungsgeschwindigkeit), Leber- und Bauchspeicheldrüsenwerte bestimmt. Aber auch die Nierenfunktion (Creatinin), der Elektrolythaushalt (Natrium, Kalium, Calcium) oder die Eiweißverteilung (Elektrophorese) können beurteilt werden. Gegebenenfalls erfolgt auch die Bestimmung von Eisen, Ferritin und Transferrin (letztere sind Eisenspeicherproteine) bzw. von Vitamin B_{12} und Folsäure. Über die Bestimmung der Thrombozyten (Blutplättchen) oder des Quick/INR kann sowohl die Blutungsneigung als auch die Versorgung mit fettlöslichen Vitaminen (A, D, E und K) abgeschätzt werden. Die Laborwerte liefern somit wertvolle Hinweise für z.B. eine Blutarmut, einen Vitaminmangel oder darüber, dass eine

Entzündungsreaktion abläuft. Sie müssen aber immer im Zusammenhang mit den übrigen Befunden gewertet werden.

In den letzten Jahren hat sich zur Beurteilung der entzündlichen Aktivität ein lokaler Entzündungsparameter, das Calprotektin im Stuhl etabliert. Dieser Wert korreliert mit dem Ausmaß der Schleimhautentzündung und liefert einen groben Anhalt für die Krankheitsaktivität. Weiterhin kann er helfen, mögliche andere, nicht entzündliche, Durchfallursachen abzugrenzen (wie z.B. beschleunigte Passage, Intoleranz, chologene Diarrhoe). Die Höhe des Calprotektinwertes im Verlauf kann auch zur Beurteilung des Therapieverlaufes und damit zur Therapiesteuerung und zur Empfehlung eventueller weiterer Diagnostik dienen. Leider gibt der Wert keinen Hinweis auf das Befallsmuster, ist auch bei anderen entzündlichen Schleimhauterkrankungen erhöht und lässt keine Unterscheidung zwischen Morbus Crohn und Colitis ulcerosa zu.

Durch eine Stuhluntersuchung auf pathogene (= krankmachende) Erreger wird sichergestellt, dass keine bakterielle Fehlbesiedelung des Dickdarmes besteht. Das Stuhlröhrchen, das hierzu verwendet wird, besitzt eine kleine Schaufel, die nur mit einer etwa erbsengroßen Menge Stuhlgang bestückt werden sollte. Nachdem die Probe gewonnen wurde, sollte die weitere Verarbeitung zeitnah erfolgen. Eine längere Lagerung des befüllten Probenbehälters zu Hause macht eine spätere Weiterverarbeitung unter Umständen unmöglich.

Nicht empfehlenswert ist eine generelle Charakterisierung der individuellen bakteriellen Stuhlflora einschließlich Pilzen und Hefen (➡ Frage 26). Hierbei wird lediglich die Keimzusammensetzung des Stuhles (=transiente, vorübergehende Besiedlung) erfasst. Diese ist häufig wechselnd und kann auch Erreger enthalten, die keinerlei Einfluss auf die Gesundheit haben. Entscheidend ist aber die residente (= dauerhaft die Schleimhaut besiedelnde) Flora. Diese ist von Mensch zu Mensch einzigartig und über das gesamte Leben erstaunlich stabil. Auch nach einer antibiotischen Behandlung erholt sie sich regelmäßig. Sie wird meist bestimmt durch die „bakterielle Erstausstattung“, die ein Mensch während der Geburt bei der Passage durch den Geburtskanal von der Mutter erhält. Bei Kindern, welche durch einen Kaiserschnitt zur Welt kommen, ist die bakterielle Erstbesiedlung verzögert und wird auch von anderen Personen als der Mutter beeinflusst. Möglicherweise liegt hierin ein Grund dafür, dass durch Kaiserschnitt geborene Kinder ein höheres Risiko für die Entwicklung einer autoimmunen Erkrankung haben.

a) zur Erst- bzw. Ausschlussdiagnostik
Eine endoskopische Untersuchung des Dickdarms und Endileums (Ileokoloskopie) kann am sichersten entzündliche Veränderungen der Schleimhaut nachweisen oder ausschließen. Hierbei können kleine, stecknadelkopfgroße

Gewebepartikelchen (Biopsien) entnommen werden zur zusätzlichen feingeweblichen (= histologischen = mikroskopischen) Untersuchung.
Bei Beschwerden im Analbereich (Nässen, Jucken, Bluten, Schmerzen) ist die proktologische Untersuchung erforderlich.
Besteht der Verdacht auf einen Morbus Crohn, sollte zusätzlich der obere Verdauungstrakt (Speiseröhre, Magen, Zwölffingerdarm) endoskopisch untersucht werden (Ösophagogastroduodenoskopie = Magenspiegelung, ➡ Frage 61a) und eine Röntgenuntersuchung des Dünndarms erfolgen. Eine Sonographie (= Ultraschalluntersuchung, ➡ Frage 61e) der Bauchorgane ist oft hilfreich, ersetzt aber nicht das o.a. Untersuchungsprogramm.

b) zur Schubdiagnostik
Stellt sich die Frage nach einem erneuten Krankheitsschub, sind die Angaben des Patienten bezüglich Stuhlkonsistenz und -frequenz sowie Beschwerden und Allgemeinbefinden, der Verlauf des Körpergewichts und der unmittelbare Untersuchungsbefund des Bauches vorrangig. Bei der Colitis ulcerosa gibt oft die Spiegelung der unteren Dickdarmabschnitte (Sigmoidoskopie) zusätzliche schnelle Information. Manchmal muss man (vor allem beim Morbus Crohn) auch eine hohe Ileo-Koloskopie durchführen (➡ Frage 61a und ➡ Frage 64). Die Indikation zu einer Endoskopie sollte gut begründet sein. Zur reinen Erkennung eines Schubes ist sie nicht notwendig.

c) zur Suche nach typischen Komplikationen
Fisteln, die die äußere Haut erreicht haben, kann man sondieren, spülen und von ihrer Mündung her röntgen (Fisteldarstellung). Eine möglichst genaue Untersuchung von Fisteln ist nötig, da je nach Ausdehnung und Verlauf eine ganz unterschiedliche Behandlung erfolgt. Innere Fisteln werden durch die Röntgenuntersuchung des Dick- oder Dünndarms wesentlich besser und sicherer nachgewiesen, als das bei einer Spiegelung (= Endoskopie) möglich wäre.
Stenosen (Engstellen) werden ebenfalls röntgenologisch besser dargestellt. Manchmal kann man auch eine endoskopische Untersuchung (Koloskopie) bis an die Stenose mit einer Röntgendarstellung der Engstelle und des Darmabschnittes oberhalb davon kombinieren.
Beim Verdacht auf einen *Darmverschluss* (= Ileus) oder *Darmdurchbruch* (= Perforation) erfolgen nach der körperlichen Untersuchung zunächst Röntgenübersichtsaufnahmen des Bauches (ohne Kontrastmittel).
Bei einer *Blutung* kann man versuchen, die Blutungsquelle endoskopisch zu finden (Koloskopie). Oft ist das aber sehr schwierig bis unmöglich. Eine stärkere anhaltende Blutung wird man mittels einer Blutgefäßdarstellung (= Angiographie) untersuchen und evtl. auch vorläufig zu behandeln versuchen.
Thrombosen zumeist der Beinvenen fallen durch Schwellung und Schmerz auf. Sie sind mittels (Doppler-) Ultraschall und/oder Röntgenuntersuchung feststellbar.

Hinweise auf eine *Bauchspeicheldrüsenentzündung* ergeben die klinische Untersuchung und Laborwerte. Die weitere Klärung erfolgt mittels Ultraschall und/oder Computertomographie (CT).
Gallensteine oder *Nierensteine* werden ebenfalls mittels Ultraschall oder röntgenologisch nachgewiesen.

d) zur Verlaufskontrolle
genügt ganz überwiegend das Gespräch mit dem Betroffenen, die klinische und labormäßige Untersuchung. Ist das Endileum mitbetroffen oder wurde es operativ entfernt, ist die Bestimmung des Vitamin B_{12}-Blutspiegels sinnvoll. Unter einer langfristigen medikamentösen Behandlung mit Glukokortikoiden sind augenärztliche, unter Azathioprin Blutbild- und unter Metronidazol nervenärztliche Untersuchungen notwendig. Bei weiteren technischen Untersuchungen frage man sich, welche Konsequenzen sich aus den dabei erhobenen Befunden ergäben. Würde sich die Behandlung nicht ändern, kann man auf eine „Kontroll“-Spiegelung verzichten.

e) zur Krebsvorsorge
Nach längerem Verlauf einer chronisch entzündlichen Darmerkrankung mit Befall des gesamten Dickdarms besteht ein erhöhtes Risiko für einen Dickdarmkrebs (➡ Frage 149, ➡ Frage 150 und ➡ Frage 153). Deshalb wird dieser Risikogruppe – und nur dieser (!) – geraten, sich ab einem 10-jährigen Krankheitsverlauf regelmäßig (zunächst jährlich) endoskopisch untersuchen zu lassen (mittels totaler Koloskopie). Finden sich dabei nie verdächtige Bezirke (Adenome, schwere Dysplasien, ➡ Frage 61b und ➡ Frage 153), kann man diese Intervalle auch wieder auf 2 bis 3 Jahre verlängern.

f) zur Diagnostik extraintestinaler Manifestationen (Begleiterkrankung außerhalb des Magen-Darm-Traktes)
Hierzu können Untersuchungen an der Haut, den Gelenken, den Gallenwegen, der Augen oder den Knochen notwendig werden.

Welche Untersuchungen beantworten welche Fragen? 61

a) Endoskopie
Ein Endoskop ist ein biegsames (= flexibles) und steuerbares Instrument, das farbige Bilder aus dem Körperinneren aufnimmt und sie an einem Okular oder auf einem Bildschirm sichtbar macht. Über die Endoskope kann i.d.R. Luft und/oder Flüssigkeit in das Hohlorgan gegeben werden; über einen Instrumentier- und Saugkanal kann Flüssigkeit abgesaugt, können lange dünne Instrumente (Zangen, Schlingen, Ballonkatheter u.a.) eingeführt und kleine Gewebeproben entnommen oder Engstellen aufgedehnt werden.

Der obere Verdauungstrakt wird mit Gastroskopen (Pan-Endoskop) über Speiseröhre, Magen bis zum Zwölffingerdarm untersucht. Der untere Verdauungstrakt wird entweder mit kurzen Instrumenten (Rektoskop, Sigmoidoskop) teilweise oder mit langen Instrumenten (Koloskop) bis zum Beginn des Dickdarms („hohe" oder „totale" Koloskopie) oder bis ins Endileum („Ileo"-koloskopie) untersucht.
Neuerdings kann mit sogenannten push-and-pull-Endoskopen der gesamte Dünndarm gespiegelt werden.
Eine Sonderform der Endoskopie des Dünndarms und neuerdings auch des Dickdarms ist die sogenannte Kapselendoskopie, bei der eine Miniaturkapsel mit Sender, Kamera und Batterie geschluckt wird, die fortlaufend Bilder aus dem Darm an einen am Körper getragenen Rekorder sendet. Diese Methode dient nur der Diagnostik. Proben können nicht entnommen werden. Die Genauigkeit ist nur für den Dünndarm hinreichend, problematisch sind Engstellen, an denen die Kapsel hängen bleiben kann und dann operativ entfernt werden muss (➡ Frage 66). In der Diagnostik der chronisch-entzündlichen Darmerkrankung hat die Kapselendoskopie daher – insbesondere seit der Möglichkeit der Dünndarmenteroskopie (siehe oben) – keine nennenswerte Bedeutung.
Über Endoskope kann man die Schleimhaut so genau beurteilen wie die Haut mit einer Lupe. Entzündliche Schleimhautveränderungen, Geschwüre, Blutgefäßveränderungen, Geschwülste (Neubildungen, Polypen) sind sehr gut erkennbar. Verengungen werden erreicht, sind aber ohne besondere Maßnahmen oft nicht passierbar, begrenzen also die Endoskopie.
Damit die Schleimhaut endoskopisch beurteilt werden kann, müssen Magen oder Darm möglichst frei von Inhalt sein, d.h. bei der Endoskopie des oberen Verdauungstraktes sollte der Patient 10 Stunden lang nichts gegessen oder getrunken haben. Aus dem unteren Verdauungstrakt müssen Stuhlreste herausgewaschen werden. Das entsprechende Hohlorgan wird während der Untersuchung mit Luft oder Kohlendioxidgas gefüllt und entfaltet.
Grenzen der Endoskopie sind somit hochgradige Engstellen, unzureichende Vorbereitung bzw. stärkere Verschmutzung. Bei großer körperlicher Abwehr durch den Patienten besteht eine große Verletzungsgefahr.

b) feingewebliche Untersuchungen (= Biopsie, Histologie)
Die Art der Erkrankung kann in vielen Fällen mikroskopisch sicher beurteilt werden. Das Ergebnis der Untersuchung hängt aber von der Qualität des entnommenen Untersuchungsmaterials ab, d.h. wie groß, wie gut erhalten und wie repräsentativ die Gewebepartikel sind, die vorgelegt werden.
Bei Morbus Crohn gibt es Gewebsveränderungen, die sehr typisch sind und die ihn recht sicher von der Colitis ulcerosa unterscheiden („epitheloidzellige Granulome"). Man findet sie aber nur in 40 % aller veranlassten feingeweblichen Untersuchungen. Eine beginnende bösartige Entwicklung ist ebenfalls an Gewebsveränderungen erkennbar („schwere Dysplasie"). Ebenso kann

man harmlose Polypen (entzündliche, „hyperplastische") von echten Gewebsneubildungen („adenomatöse Polypen") unterscheiden. – Polypen sind umschriebene kleine Geschwülste an der Schleimhaut.
Leider sind die Gewebsveränderungen bei der Colitis ulcerosa sehr ähnlich denen bei akuter bakterieller Dickdarmentzündung, so dass die sichere Diagnose „Colitis ulcerosa" zu Beginn auch histologisch schwierig ist.

c) Röntgen-Nativuntersuchungen (Bauchaufnahme ohne Kontrastmittel)
kommen bei den CED nur bei Verdacht auf Darmverschluss oder Darmdurchbruch in Betracht.

d) Röntgen-(Doppel-) Kontrastuntersuchungen
Bei Kontrastuntersuchungen wird ein Hohlorgan mit einer röntgendichten Flüssigkeit gefüllt und sein Volumen, seine Form und Kontur durch eine Röntgenaufnahme sichtbar gemacht. Das setzt man ein bei der Röntgenuntersuchung von Fisteln, der Gallenwege, der ableitenden Harnwege, der Blutgefäße, manchmal auch noch beim Dickdarm. Fehlwege (Fisteln, Kurzschlüsse, Durchbrüche) werden hierbei sichtbar.
Den Magen-Darm-Trakt röntgt man heute im *Doppel*-Kontrast: Zusätzlich zu dem Kontrastmittel wird das Innere von Magen, Dünndarm oder Dickdarm mit Luft oder Methylzellulose entfaltet, so dass das Kontrastmittel einen Überzug auf der Schleimhaut bildet und man eine Reliefdarstellung bekommt.
Das Schleimhautrelief ist damit beurteilbar, je nach Untersuchungsbedingungen auch die Beweglichkeit und Passagezeit. Engstellen („Stenosen") sind für die flüssigen Kontrastmittel in der Regel kein Hindernis, Fisteln werden gefüllt und somit röntgenologisch viel besser gesehen als endoskopisch. Die Lage im Bauchraum und die Lagebeziehungen der Bauchorgane zueinander werden besser deutlich als bei der Endoskopie. Steine in den Gallenwegen und ableitenden Harnwegen werden in der Regel gut erkannt. Das Dokument (Bild) ist verfügbarer und leichter transportabel.
Nachteile sind die Belastung mit Röntgenstrahlen, eine gegenüber der Endoskopie schlechtere Schleimhautbeurteilung (man sieht keine Farbunterschiede), die fehlende Möglichkeit von Gewebeentnahmen und von operativen Behandlungen während der Untersuchung (z.B. Polypabtragung). Vor allem bei Wiederholungsuntersuchungen und jüngeren Patienten ist die Strahlenbelastung nicht zu vernachlässigen und daher unbedingt zu berücksichtigen.

e) Ultraschall-Untersuchungen
Im Ultraschall wird die unterschiedlich schnelle Schalldurchdringung von verschiedenen physikalischen Medien und die Schallreflektion an Grenzflächen gemessen (gleich dem Echolot).
Gute Befunde bekommt man bei der Untersuchung flüssigkeitsgefüllter Hohlorgane (z.B. Gallenblase, Harnblase, Blutgefäße, Herz oder bei einem

Abszess) und drüsiger Organe (Leber, Milz, Nieren, Schilddrüse, Bauchspeicheldrüse).
Schlechtere Befunde bekommt man bei den mit Luft gefüllten Organen (Lunge, Magen, Dickdarm) und bei den unterschiedlich angefüllten Verdauungsorganen (von Speiseröhre bis Enddarm). In geübter Hand und mit entsprechender neuer Gerätetechnologie hat die Sonographie als nicht-invasive (eindringende), beliebig oft wiederholbare und kostengünstige Untersuchung in letzter Zeit bei chronisch-entzündlichen Darmerkrankungen, besonders bei Morbus Crohn, erheblich an Bedeutung gegenüber anderen bildgebenden Verfahren gewonnen. Entzündete Abschnitte stellen sich durch eine verdickte, dreigeschichtete Wand dar, narbige Bereiche durch Wandstarre. Relevante Verengungen können durch eine übermäßige Erweiterung der vorgelagerten Darmabschnitte erkannt werden.
Eine Variante der Sonographie, bei der man versucht die störende Luft durch Flüssigkeitsfüllung des Dickdarms zu beseitigen, ist die sogenannte Hydrosonographie. Sie hat bislang bei der Diagnostik von chronisch entzündlichen Darmerkrankungen keine große Verbreitung gefunden, ihr Stellenwert ist daher unklar, auch ist die Vorbereitung ähnlich der einer Koloskopie aufwendig und ggf. für den Patienten belastend.

f) Schnittbilduntersuchungen (Computertomographie (CT) und Magnetresonanztomographie (MRT)

Die *Computertomographie* erzeugt Schnittbilder des Körpers durch Röntgenstrahlung und kann zur Diagnostik akuter oder chronischer Erkrankungen des Bauchraumes eingesetzt werden. Bei den CED kommt ihr jedoch nur dann Bedeutung zu, wenn gezielt nach Veränderungen wie z.B. Abszessen gesucht wird, die sich durch Ultraschall nicht ausreichend darstellen lassen. Das CT kann gleichzeitig zur interventionellen Therapie genutzt werden (z.B. CT-gesteuerte Abszessdrainage).
Die *Magnetresonanztomographie* [MRT, Synonym: Kernspin(resonanz)tomographie] ist ein computergestütztes bildgebendes Diagnose-Verfahren, bei dem, im Gegensatz zu radiologischen Untersuchungen, keine Strahlenbelastung auftritt und das sich den Magnetismus des Wassers im menschlichen Körper zu Nutze macht. Bei Patienten mit metallischen Implantaten oder einem Herzschrittmacher ist diese Untersuchung nur eingeschränkt möglich. Zur Untersuchung des Dünndarmes hat sich das sog. *MR-Enteroklysma* als gleichwertig bis überlegen gegenüber dem herkömmlichen Enteroklysma nach Sellink herausgestellt. Mit diesem sog. Hydro-MRT des Dünndarmes kann eine gute Darstellung von verdickten Dünndarmabschnitten und vergrößerten Lymphknoten erreicht werden.
Die *virtuelle Endoskopie* des Darmes ist sowohl mit CT- als auch mit MRT-Geräten möglich. Aus dem gewonnenen Bildmaterial errechnet ein Computer eine virtuelle Fahrt durch den Darm. Dieses Verfahren stellt gegenwärtig aber keine Routineuntersuchung dar. Nachteilig sind die fehlende Möglich-

keit einer feingeweblichen Probeentnahme, die hohe Strahlenbelastung beim CT, die fehlende Beurteilbarkeit der Schleimhaut bzgl. Farbe, Struktur, etc. und die noch geringe örtliche Auflösung des Verfahrens.

g) Laboruntersuchungen

Mit Laboruntersuchungen aus dem Blut und anderen Körpersekreten kann heute sehr viel untersucht und bestimmt werden. Vorteile sind der recht geringe Eingriff beim Betroffenen und die gute Transportabilität des Materials.

Bei den CED sind interessant die an Blutsenkung, Blutbild und Bluteiweißverschiebungen (Elektrophorese, CRP) erkennbaren *Entzündungszeichen*, *Defizite* an Eiweißen, Mineralien und Vitaminen sowie die *Überwachung sensibler Organsysteme* im Hinblick auf die Medikamentenverträglichkeit (Blutbild, Leber, Gallenwege, Bauchspeicheldrüse, Nieren). (➡ Frage 60).

CED-spezifische Marker für Blut- oder Stuhldiagnostik existieren nicht.

Welche Komplikationen können durch eine Dickdarmspiegelung entstehen? 62

Komplikationen bei der Dickdarmspiegelung (= Koloskopie) sind heute selten, weniger als bei jeder 200. Untersuchung. Durch die Luftüberblähung des Bauches und die Folgen der Darmreinigung können am ehesten ein Kreislaufkollaps oder auch einmal Herzrhythmusstörungen resultieren. Deshalb werden die Patienten auf Pulsfrequenz, Pulsstärke und Sauerstoffsättigung des Blutes überwacht. Über eine liegende Kanüle kann erforderlichenfalls rasch Flüssigkeit oder ein Medikament zugeführt werden (Infusion).

Durch das Entfalten des nach der Vorbereitung leeren Dickdarmes durch Untersuchungsluft, die über das Endoskop in den Darm geblasen wird, kann es infolge „Überblähung bzw. Überdehnung" des Darmes zu vorübergehenden Missempfindungen oder auch Bauchschmerzen kommen. Wenn die Patienten während der Untersuchung überflüssige Luft ablassen, sind diese Beschwerden aber selten. Manche müssen erst ihre Scham überwinden, es ist aber nur harmlose, nicht-riechende „Untersuchungsluft". Durch den Ersatz von Luft durch Kohlendioxid (CO_2), welches durch die Schleimhaut aufgenommen und über die Lunge abgeatmet wird, sind Überblähungen des Bauches durch die Untersuchungsluft noch seltener geworden.

Der *Übertritt von Darmbakterien* ins Blut kann mit sensiblen Methoden immer öfter bewiesen werden. Er ist in der Regel harmlos.

Liegt bei einem CED-Kranken gleichzeitig eine Erkrankung an den Herzklappen vor oder eine medikamentöse Unterdrückung des Immunsystems

(Immunsuppression), wurde früher ein vorsorglicher Antibiotikaschutz gegeben, heutzutage sieht man diese Vorsichtsmaßnahme als nicht mehr erforderlich an.

Ernster ist eine *Verletzung der Darmwand* (= Perforation). Statistisch muss man bei jeder 500. Untersuchung damit rechnen. Dann ist eine baldige Operation notwendig, die sicherer ist als der Versuch zuzuwarten. ggf. kann eine kleine Verletzung auch von innen endoskopisch geklammert werden.

Bei einer rein diagnostischen Koloskopie ist eine relevante *Blutung* nach Gewebsprobenentnahme sehr selten (jeder 2500.). Höher ist das Blutungsrisiko nach endoskopischer Polypentfernung.

Diese Zahlenangaben sind statistische Mittelwerte. Sie müssen nicht dort zutreffen, wo Sie sich untersuchen lassen. Fragen Sie dort nach der Art der Durchführung der Untersuchung und nach den Komplikationszahlen. – Werden Sie lediglich misstrauisch, wenn Ihnen jemand erzählt, er hätte noch keine Komplikationen erlebt – mich würde das mehr ängstigen, als wenn ein Untersucher auch Erfahrung hat, auf eine Komplikation sachgerecht zu reagieren! –

Nicht zuletzt birgt auch die – häufig durchgeführte, aber nicht immer notwendige – Sedierung (Beruhigungsspritze oder Kurznarkose) Risiken hinsichtlich Herz-Kreislauf- und Atmungsproblemen sowie Medikamentenunverträglichkeiten. Die verwendeten Medikamente heißen Midazolam und Propofol, gerne kombiniert man beide.

63 Ist eine Röntgen-Kontrastmitteluntersuchung des Dickdarms zur Verlaufskontrolle bei Colitis ulcerosa ausreichend?

Nein. Sie zeigt diskrete entzündliche Schleimhautveränderungen nicht und lässt damit keine Aussage zur Ausdehnung des entzündlichen Befalls zu. Sie lässt nicht gleichzeitige Gewebsprobenentnahmen zu, damit keine Abschätzung eines beginnenden Krebsrisikos.

64 Wann ist eine Kontrollkoloskopie notwendig oder sinnvoll?

a) zur Diagnosesicherung:
Vor allem, wenn noch Unsicherheit besteht, ob wirklich eine chronisch entzündliche Darmerkrankung vorliegt.

b) zur Unterstützung der Behandlung:
Wenn unklar ist, ob sich die entzündlichen Veränderungen unter einer Behandlung gebessert oder zurückgebildet haben (tun sie meist bei der Colitis ulcerosa, kaum beim Morbus Crohn), wenn Verdacht auf eine Verengung besteht, die vielleicht endoskopisch behandelt werden könnte, wenn die Frage der Entzündungsausdehnung die Art der Behandlung beeinflussen würde (partielle oder totale Colitis ulcerosa, Verteilungsmuster beim Morbus Crohn).

c) zur Vorsorge:
Heute sagt man, dass man bei einer Linksseitencolitis nach 15-jährigem Bestehen jährliche Koloskopien mit Stufenbiopsien machen soll, bei einer Pancolitis ulcerosa sogar schon nach 7 Jahren (➡ Krebsrisiko, ➡ Frage 149, ➡ Frage 150 und ➡ Frage 153). Beim Morbus Crohn werden keine exakten Empfehlungen gemacht, wobei es insbesondere bei langjährig schwierigen Verläufen ebenso Sinn machen würde.

d) Wo soll ich mich untersuchen lassen? Ambulant oder stationär?
Wo Sie gute Erfahrungen gemacht haben, wo Sie Vertrauen gefasst haben, wo man Sie kennt. Auch für den erfahrenen Untersucher ist die Befundbeurteilung leichter, wenn er Vorbefunde kennt. Er fühlt sich dann auch für den Krankheitsverlauf bei Ihnen mit verantwortlich. Natürlich sollte dieser Arzt Erfahrung in der Diagnostik bei Colitis ulcerosa und Morbus Crohn haben.
Koloskopien sind ambulant durchführbar. Der Untersucher sollte aber die Möglichkeit zu einer – die Untersuchung erleichternden – Medikation haben. Solche Medikamente beeinträchtigen die Fahrtüchtigkeit. Sie müssten sich nach der Untersuchung ausruhen und am besten abholen lassen können. In besonderen Fällen (z.B. bei besonderer Schwäche, komplizierenden Erkrankungen, hohem Lebensalter) kann es Sinn machen, auch die Vorbereitung bereits unter stationärer Beobachtung durchzuführen.

Ist eine Magenspiegelung bei Morbus Crohn/Colitis ulcerosa notwendig oder sinnvoll? 65

Beim Morbus Crohn: Ja. – Bei der Erstdiagnose und später bei eventuell neuen Beschwerden.

Bei der Colitis ulcerosa: Routinemäßig nein. Ja bei entsprechenden Oberbauchbeschwerden.

66 Wie kann man den Dünndarm untersuchen?

Durch Röntgen im Doppelkontrast (nach Sellink). (➡ Frage 61d)

Um eine Beurteilung des Dünndarmes vornehmen zu können, gibt es neben der Röntgenkontrastuntersuchung nach Sellink noch zwei weitere Methoden. Die *Kapselendoskopie* (➡ Frage 61a) ist ein im Jahre 2002 erstmals allgemein angewendetes bildgebendes Verfahren, vor allem zur klinischen Untersuchung des Dünndarms. Hierbei wird eine frei schwimmende winzige Digitalkamera verwendet, die einschließlich Beleuchtung, Steuer- und Sendeelektronik sowie der Batterie in einer plastikummantelten Kapsel von ca. 26 mm Länge und etwa 11 mm Durchmesser geschützt untergebracht ist. Diese Kapsel wird geschluckt und während ihrer sechs- bis achtstündigen Reise durch den Verdauungstrakt nimmt die Elektronik etwa zweimal pro Sekunde ein Bild aus dem Magen-Darm-Trakt auf und sendet es per Funk an eine am Körper mitgeführte, ebenfalls batterieversorgte Empfangs- und Speichereinheit. Der Patient kann sich somit während der Aufnahme der 50.000 bis 60.000 Bilder frei bewegen; die Auswertung erfolgt später. Die Kapsel wird nur ein einziges Mal verwendet. Vor der Einnahme der Kapsel sollte durch eine Röntgenkontrastuntersuchung eine Engstelle (Stenose) des Magen-Darm-Traktes ausgeschlossen werden, an der die Kapsel sonst hängen bleiben und zu einem Darmverschluss führen könnte. Nachteilig ist die fehlende Möglichkeit, Proben aus der Darmschleimhaut für eine feingewebliche Untersuchung entnehmen zu können und die fehlende Steuermöglichkeit der Kapsel.

Bei der Push-Enteroskopie wird ein bis zu 250 cm langes, flexibles Endoskop, ähnlich wie bei einer Magenspiegelung, über den Mund und die Speiseröhre bis in den Magen vorgeschoben. Ein aufblasbarer Ballon dient als Widerlager und macht so das Vorschieben des langen Gerätes im stark gewundenen und flexiblen Dünndarm möglich. Ohne dieses Widerlager ergäbe sich die gleiche Situation, als wenn man versuchen würde, einen langen Gartenschlauch über ein Kellerfenster in den Keller hineinzuschieben. Früher oder später würde sich der Schlauch nur noch kringeln. Bei dieser Untersuchung besteht die Möglichkeit, Proben zu entnehmen und ggf. Blutungen behandeln zu können. Die Möglichkeit zur Push-Enteroskopie ist bislang nur an größeren gastroenterologisch tätigen Zentren gegeben (z.B. Universitätskliniken).

Auf diese Weise kann der gesamte Dünndarm (evtl. in zwei Sitzungen vom Magen und Dickdarm aus) sicher untersucht werden.

H. Therapie der CED

Welche prinzipiellen Therapiemöglichkeiten gibt es bei chronisch-entzündlichen Darmerkrankungen? 67

Grundsätzlich stehen verschiedene Therapieansätze, Strategien und Ziele zur Verfügung. Es kommen allgemeine, medikamentös-spezifische (Schub-, Erhaltungstherapie), medikamentös-symptomatische, chirurgische, psychotherapeutische und ggf. alternative bzw. experimentelle Therapieverfahren in Betracht. Auf die Einzelheiten wird in den nachfolgenden Kapiteln eingegangen.

Grundsätzlich sind Therapieentscheidungen immer individuell mit dem Betroffenen zu vereinbaren und sollten persönliche Lebensumstände, Ziele, Beschwerden, Einschränkungen, Bedürfnisse und ggf. Begleiterkrankungen und sonstige Umweltfaktoren berücksichtigen.

Grundsätzlich zielen die therapeutischen Bemühungen auf eine Linderung von Beschwerden, eine Verminderung der Krankheitsaktivität, auf eine Verminderung von funktionellen Einschränkungen auf körperlicher, sozialer und psychischer Ebene sowie auf die Verminderung von krankheitsbedingten Folgeerkrankungen bzw. therapiebedingten Störungen ab. Umgekehrt sollten sie also die Fähigkeiten der Betroffenen steigern, möglichst beschwerdefrei und wenig eingeschränkt am privaten und sozialen Leben teilzunehmen.

Idealerweise treffen Patient und Arzt im Sinne eines therapeutischen Bündnisses die Entscheidung gemeinsam in enger Abstimmung. Voraussetzung hierzu ist ein umfassend bzw. individuell ausreichend informierter Patient, der aufgrund dessen eine ausreichende Entscheidungsgrundlage besitzt. Die Therapieentscheidung und Ziele sind immer individuell und richten sich nach Art und Schwere der Erkrankung und den daraus resultierenden Einschränkungen und Beschwerden sowie der persönlichen Situation des Patienten. Diese Rahmenbedingungen sind in der Regel variabel und müssen flexibel angepasst werden können.

Man kann die therapeutischen Maßnahmen im Rahmen einer Stufentherapie in allgemeine Basismaßnahmen (Lebensstil, Ernährung, Sport), spezifisch-medikamentöse und symptomatisch-medikamentöse Maßnahmen sowie problemorientierte therapeutische Optionen (z.B. Chirurgie) einteilen. Je nach

Verlauf und Schweregrad der Erkrankung kann die Therapiestrategie eskalierend („bottom up") oder deeskalierend („top down") gewählt werden.

Da die Erkrankung in der Regel das Individuum in fast allen Bereichen betrifft (Bio-psycho-soziales Krankheitsmodell) und unter Umständen Einfluss auf körperliche, seelische, soziale und berufliche Aspekte hat, ist häufig und insbesondere zu Anfang und bei kompliziertem Verlauf eine multiprofessionelle Beratung und Therapie sinnvoll. Hier haben medizinische Rehabilitationsmaßnahmen einen hohen Stellenwert und können für die Betroffenen von großer Bedeutung und positiver Wirkung sein.

Selbsthilfegruppen gewähren wertvollen „Erfahrungsaustausch" und helfen, sich im „Dschungel" der medizinischen, paramedizinischen und psychosozialen Angebote zurechtzufinden, und können so manche „schmerzliche" Odyssee ersparen, ersetzen jedoch nicht ein stetiges (selbst-)kritisches Reflektieren der jeweiligen Situation.

68 Allgemeine Maßnahmen (Lebensstil)

Allgemein sollte beim Morbus Crohn unbedingt ein Rauchverzicht geübt werden. Dies ist ähnlich effektiv wie die wirksamsten Medikamente (➡ Frage 25 bis ➡ Frage 29)!

Regelmäßige sportliche Aktivität hat nachweislich einen positiven Effekt auf den Verlauf der CED und das persönliche, körperliche und seelische Wohlbefinden. Der Ernährungszustand und das Körpergewicht sollten nicht zu knapp („Reserve") sein, aber auch nicht extrem übermäßig. Bezüglich der Ernährung ist erlaubt, was vertragen wird, d.h. immer wieder experimentieren. Strikte Diätvorschriften oder Nahrungsergänzungsmittel sind nur selten sinnvoll bzw. nötig.

Beruflich sollte eine leidensgerechte Tätigkeit angestrebt werden (individuell sehr unterschiedlich), generell empfiehlt man Regelmäßigkeit (d.h. keine Nacht- oder Wechselschicht), keinen übermäßigen Stress (Akkordarbeit, Termindruck) und körperlich leichte bis mittelschwere Tätigkeiten. Eine jederzeit erreichbare Toilette sollte in der Nähe sein, wie die Möglichkeit zu individuellen Pausen (kein Fließband). Diese Aspekte sollten baldmöglichst nach Bekanntwerden der Erkrankung beleuchtet werden, um ggf. Änderungen vornehmen zu können.

Bedeutsam ist häufig auch eine seelische Ausgeglichenheit durch Reduktion von privaten und beruflichen Konflikten sowie regelmäßige Regeneration durch Erholung und Entspannung.

I. Fragen zur medikamentösen Behandlung

Welche medikamentös-spezifischen Behandlungsmöglichkeiten von chronisch entzündlichen Darmerkrankungen stehen zur Verfügung und wie wirken sie? 69

Medikamente der 1. Wahl sind alle *Aminosalicylate,* die *Glukokortikoide* und *Azathioprin.* Medikamente der 2. Wahl sind *Ciclosporin* und *E. coli Nissle.* Schließlich kommen gelegentlich *Methotrexat, Tacrolimus* und Antikörper *(z.B. Infliximab)* zum Einsatz, und viele andere Medikamente befinden sich in der Erprobungs- bzw. Erforschungsphase.

a) Aminosalicylate
Die *Aminosalicylate* enthalten als Wirkstoff die 5-Amino-Salicylsäure und besitzen strukturelle Ähnlichkeit mit dem bekannten Aspirin® (Acetylsalicylsäure). Neben dem Sulfasalazin (z.B. Azulfidine®) sind Mesalazin (z.B. Claversal®, Salofalk®, Pentasa®) und Olsalazin (Dipentum®) die gebräuchlichsten Präparate. Die Aminosalicylate haben eine entzündungshemmende Wirkung, indem sie die Bildung von Entzündungsbotenstoffen (Arachidonsäuremetabolite, Prostaglandine und Leukotriene) unterdrücken, als Radikalfänger wirken und das Immunsystem leichtgradig modulieren (immunsuppressive Wirkung). Der genaue Wirkmechanismus konnte bislang allerdings noch nicht hinreichend aufgeklärt werden. Es scheint sich jedoch abzuzeichnen, dass weniger der in den Körperkreislauf aufgenommene Anteil (ca. 30-50%) die Wirkung ausmacht, sondern vielmehr der im Darm verbleibende Anteil direkt über die Darmschleimhaut wirkt. Die Einnahme von Aminosalicylaten kann vor/mit/nach oder zwischen den Mahlzeiten erfolgen.
Die 5-Aminosalicylsäure wird aus Sulfasalazin erst im Dickdarm durch das bakterielle Enzym Azoreduktase freigesetzt. Als weiteres Spaltprodukt entsteht Sulfapyridin, welches auch entzündungshemmend wirksam ist und zur Therapie der rheumatoiden Arthritis (Rheuma) eingesetzt wird. Die reine 5-Aminosalicylsäure (Mesalazin) würde zu schnell im oberen Dünndarm aufgenommen werden und ist deshalb uneffizient für Patienten mit Erkrankungen des Dünn- oder Dickdarms. Aus diesem Grund hat die Pharmaindustrie, neben der magensäurebeständigen Verkapselung aller Präparate, die sogenannte „Galenik" den Erfordernissen angepasst. Durch Ankoppelung des Wirkstoffes an Acrylharze oder Ethylcellulose wird erst bei einem höheren

pH-Wert der Wirkstoff freigegeben und der Wirkeintritt somit in Richtung endständiger Dünndarm/Anfang Dickdarm verschoben.
Bei Olsalazin (Dipentum®), das zur Behandlung der Colitis ulcerosa zugelassen ist, werden zwei Moleküle Mesalazin aneinandergekoppelt, die erst im Dickdarm bakteriell voneinander abgespalten werden und somit eine maximale Wirkung im Dickdarm erreichen.

b) Glukocortikoide

Bei den *Glukocorticoiden* (auch *Steroide* genannt) handelt es sich um chemische Abwandlungen des körpereigenen Hormons „*Cortisol*", das in einem festgelegten Tag-Nacht-Rhythmus von der Nebennierenrinde in den Körper ausgeschüttet wird. In den frühen Morgenstunden zwischen 6-8 Uhr ist die körpereigene Ausschüttung am höchsten und gegen 18 bis 24 Uhr am niedrigsten. Cortisol gehört zu den sogenannten Stresshormonen und hat ganz unterschiedliche Wirkungen. Gewünscht ist bei der CED-Behandlung insbesondere die immunsuppressive, d.h. das Immunsystem unterdrückende, Wirkung. Unter Stress und Belastung kann die körpereigene Cortisolproduktion um bis auf das Zehnfache ansteigen.
Die medizinisch verwendeten Cortisonpräparate unterscheiden sich in ihrer Wirkdauer und in der Wirkung auf den Elektrolythaushalt. Die beiden in der CED-Therapie gebräuchlichsten Wirkstoffe sind Prednison und Prednisolon (z.B. Decortin® oder Decortin H®) und haben eine Halbwertzeit von 12-36 Stunden. Nach Ablauf dieser Halbwertzeit wurde die Hälfte des Cortisons wieder aus dem Körper ausgeschieden bzw. verstoffwechselt. Cortison kann u.a. in Form von Tabletten, Einläufen (Klysmen), Zäpfchen, Inhalationssprays (z.B. bei Asthma), Salben oder Cremes zur Hautbehandlung und in Ampullen zur Injektion in eine Vene vorliegen.
Cortison-Tabletten sollten morgens, unmittelbar nach dem Aufstehen, auf den nüchternen Magen eingenommen werden. Somit stellt man sicher, dass die Wirkung möglichst schnell eintritt und die körpereigene Produktion nicht vollständig durcheinandergebracht wird. Darüber hinaus kann die Nahrung die Aufnahme des Cortisons in den Körper nicht abschwächen.
Cortison ist der D-Zug unter den CED-Therapeutika und daher in der akuten Schubtherapie unverzichtbar. Bei langfristiger Therapienotwendigkeit überwiegen aufgrund der vielfältigen Wirkungen auf den Organismus und den daraus resultierenden vielfältigen Nebenwirkungen jedoch die Nachteile, so dass hier Alternativmedikamente, die ein günstigeres Nutzen-Nebenwirkungsprofil aufweisen (➡ Frage 69c), entwickelt wurden. Diese haben leider oft einen deutlich verzögerten Wirkungseintritt, so dass zu Beginn oft noch parallel (überlappend) mit Cortison in absteigender Dosierung therapiert werden muss.
Leider gibt es Krankheitsverläufe, bei denen Cortison keinen bzw. keinen ausreichenden Effekt hat (steroidrefraktärer Verlauf) oder die Krankheitsaktivität bei jedem Versuch der Cortisonreduktion wieder zunimmt (steroidab-

hängiger Verlauf). Im ersten Fall macht eine Steroid(dauer)therapie keinen Sinn, im zweiten Fall müsste die Steroidtherapie zur Symptomkontrolle dauerhaft in höherer Dosis durchgeführt werden, was aufgrund des Nebenwirkungsprofils nicht ratsam ist. In beiden Fällen muss eine Alternative zur Cortisontherapie, in der Regel Immunsuppressiva (s.u.), gesucht werden.
Die Weiterentwicklung der Glukocorticoide sind Abkömmlinge, die am Ort der Einnahme wirken (Darm- bzw. Bronchialschleimhaut), nach ihrer Aufnahme ins Blut in der Leber aber rasch wieder zerstört werden, so dass ihre Nebenwirkungen an anderen Organen geringer sind. Der wichtigste Vertreter ist Budesonid (Budenofalk®, Entocort®), der ebenfalls in vielen Darreichungsformen verfügbar ist.
Budesonid eignet sich jedoch in der Regel nicht zur Schubtherapie, da es nicht hoch genug dosiert werden kann und bei oraler Gabe hauptsächlich im Endileumbereich oder bei rektaler Gabe (Schaumpräparat) im Rektosigmoid wirkt. Es ist daher derzeit hauptsächlich zur Rezidivprophylaxe bzw. zum Remissionserhalt bei Morbus Crohn, auch nach Ileocoecalresektion, oder zur lokalen Therapie bei isolierter Rektumentzündung bei Colitis ulcerosa indiziert. Eine weitere Indikation besteht zur Therapie der collagenen Kolitis, die in der Symptomatik den CED manchmal sehr ähnelt, ihnen aber nicht direkt zugeordnet wird.

c) Immunsuppressiva und Immunmodulatoren
Immunsuppressiva hemmen die entzündungsabwehrenden Funktionen der Blutzellen und Botenstoffe, die eigentlich die natürliche Abwehr von Infekten und chemischen Fremdstoffen im Körper leisten (Immunabwehr). Da bei Colitis ulcerosa und Morbus Crohn diese natürliche Abwehr aber überreagiert (➡ Frage 27f), ist bei diesen Krankheiten das Bremsen der Immunabwehr ein wichtiges Behandlungsprinzip.
Azathioprin (Azafalk®, Imurek®, Zytrim® u.a.) und 6-Mercaptopurin (z.B. Puri Nethol®) reduzieren die Zahl der T-Lymphozyten („Killerzellen“) und der Plasmazellen (= Fabriken der entzündungshemmenden Botenstoffe, der Immunglobuline).
Vor dem geplanten Beginn einer Azathioprin- oder 6-Mercaptopurintherapie kann die Thiopurin-Methyltransferase (TPMT) in einigen Speziallaboren bestimmt werden. Die TPMT ist das hauptverantwortliche Enzym für den Abbau von Thiopurinen. Die TPMT-Aktivität ist bei ca. 10% der Europäer reduziert; ein vollständiges Fehlen der TPMT wird mit einer Häufigkeit von 1:300 gefunden. Personen mit reduzierter TPMT-Aktivität haben bei Standard-Dosierungen von Thiopurin-Medikamenten ein erhöhtes Risiko für toxische Nebenwirkungen wie z.B. Unterdrückung des roten Knochenmarkes. Zu Beginn einer Azathioprintherapie sind daher wöchentliche Bestimmungen von rotem und weißem Blutbild, Nierenfunktion, Leber- und Bauchspeicheldrüsenwerten erforderlich, wobei die Kontrollintervalle im Verlaufe der Behandlung ausgedehnt werden können. Wenn diese Vorsichts-

maßnahmen beachtet werden, ist eine Bestimmung der TPMT-Aktivität nicht zwingend notwendig. Eine Azathioprintherapie ist im Allgemeinen auf zunächst vier bis fünf Jahre angelegt, häufig ist aber auch eine längere Therapie notwendig, die glücklicherweise keine erhöhten Risiken hat, wie viele Langzeittherapiebeobachtungen gezeigt haben.
Zu bedenken ist auch die Beeinflussung durch gleichzeitige Allopurinolgabe, einem Medikament, das zur Harnsäureminderung gegeben wird zur Vermeidung von Gichtanfällen. Hierdurch kann die körpereigene Verstoffwechselung von Azathioprin beeinflusst werden. Allopurinol hemmt den Abbau von Azathioprin und führt somit zu einer Wirkungs- und Nebenwirkungsverstärkung!
Methotrexat (Lantarel®, METEX®, MTX® u.a.) hemmt die Lymphozytenbildung durch den Einbau einer „falschen" Aminosäure. Es wird auch in der Tumor- und Rheumabehandlung eingesetzt.
Methotrexat ist in Form von Tabletten und als Injektionslösung zum Spritzen in das Unterhautfettgewebe oder in die Muskulatur erhältlich. Der Wirkstoff ist der Folsäure strukturell ähnlich und verdrängt diese von bestimmten Rezeptoren. Da Folsäure für den menschlichen Organismus überlebenswichtig ist, sollte 24 bis 36 Stunden nach der Einnahme/Injektion von Methotrexat eine Folsäureeinnahme in Tablettenform stattfinden, um die Wirkung am gesunden Gewebe abzuschwächen. Üblicherweise wird mit einer niedrigen Startdosis von 7,5 mg begonnen und eine mittlere Wochendosis von 20-25 mg angestrebt. Die Maximaldosierung beträgt normalerweise 30 mg pro Woche. Auch bei Methotrexat ist von einem verzögerten Wirkeintritt von mehreren Wochen auszugehen. Bei Wirksamkeit und guter Verträglichkeit wird die wöchentliche Dosis schrittweise bis zur niedrigsten noch wirksamen Wirkstoffmenge reduziert. Wichtig ist der Umstand, dass Methotrexat nur einmal wöchentlich eingenommen bzw. gespritzt werden darf (fester Wochentag). Regelmäßige Blutentnahmen sind erforderlich, um den Einfluss auf das rote Knochenmark abschätzen zu können.
Ciclosporin (Sandimmun®) und *Tacrolimus* (Prograf®) hemmen die T-Lymphozyten über einen Botenstoff; sie werden auch zur Verhinderung der Organabstoßung nach Transplantationen eingesetzt.

d) Beeinflussung der Darmflora

Die Reaktion des darmeigenen Immunsystems auf die im Darm angesiedelten Bakterien spielt bei diesen Krankheiten eine Rolle. In der Regel bildet sich die eigene Bakterienflora in Abhängigkeit vom im Darm herrschenden Milieu, wie der Pflanzenbewuchs einer Wiese oder des Waldbodens den dort herrschenden klimatischen und Bodenbedingungen folgt. (Auch Pilze findet man im gesunden Darm wie im Wald!) Viele diesbezügliche Kostempfehlungen (➡ Kapitel J), „Darmpräparate" und Versuche „bakterieller Umstimmungen" sind deshalb unwirksam.

In wissenschaftlichen Untersuchungen hat sich allerdings durch die Einnahme des Bakterienstammes *Escherichia coli Stamm Nissle 1917* (Mutaflor®) ein lindernder Effekt auf die leicht aktive Colitis ulcerosa und zum Erhalt des Ruhestadiums nachweisen lassen. Das Präparat kann als Kapsel oder Einlauf verabreicht werden. Da es lebensfähige Bakterien enthält, ist besonders auf das Verfalldatum und die Lagerung (gekühlt!) zu achten.
Solche Präparate mit lebendigen Bakterien nennt man Probiotika. Zur Begriffsverwirrung führte, dass nicht nur Medikamente, sondern auch Nahrungsmittel mit solchen Bakterien (wie besonders teure, spezielle Joghurtsorten) als Probiotika bezeichnet werden.
Andere medizinische Probiotika sind möglicherweise auch wirksam, aber nicht so gut bekannt. Es gibt z.B. ein Präparat mit einer Mischflora aus 8 verschiedenen Bakterienstämmen (VSL 3®), das international auch recht gut untersucht ist mit vielversprechenden Ergebnissen, aber in Deutschland nicht erhältlich ist. In absehbarer Zeit ist damit auch nicht zu rechnen. Der Bezug des Präparates aus dem Ausland ist aber möglich. Bei Bestellungen über das Internet sei vor zahlreichen unseriösen Anbietern gewarnt, deren Produkte entweder nicht die erwünschte oder sogar schädliche Wirkungen haben können!
Eine weitere interessante Option schien die Behandlung mit Schweinepeitschenwurmeiern. In Studien berichteten dreiviertel der behandelten Morbus Crohn-Patienten und immerhin die Hälfte der Colitis ulcerosa-Patienten über eine deutliche Linderung der krankheitsassoziierten Beschwerden. Der Wurmeier-Cocktail muss zweimal pro Monat eingenommen werden, da die Wurmeier nur eine begrenzt Zeit im menschlichen Darm überleben (ca. 1 Monat).
Leider hat die groß angelegte Zulassungsstudie 2013 nicht die gewünschten Ergebnisse gebracht, so dass man derzeit von dieser Behandlung nicht mehr viel hört, vielleicht erst wieder in 10 Jahren, dann in höherer Dosis?

e) TNF-α-Antikörper (Infliximab (Remicade®), Adalimumab (Humira®), Certolizumab (Pegol®, Cimzia®)

Der Arzneistoff *Infliximab* (Handelsname Remicade®) ist ein Antikörper gegen den Tumor-Nekrose-Faktor α (TNF-α). Er ist zur Behandlung bei Morbus Crohn, rheumatoider Arthritis (Rheuma), Morbus Bechterew (Wirbelsäulenerkrankung) oder Psoriasis-Arthritis (Gelenkentzündung bei Schuppenflechte) zugelassen, wenn diese nicht auf Cortison ansprechen. Infliximab ist ein Immunsuppressivum. Weiterhin hat sich Infliximab wirkungsvoll bei der medikamentösen Behandlung von Fisteln bei Morbus Crohn erwiesen. Nachdem zwei Studien die Wirksamkeit von Infliximab bei 728 Patienten mit mittelschwerer bis schwerer Colitis ulcerosa nachgewiesen haben, wurde in Deutschland seit Anfang 2006 die Indikation für Infliximab auch auf diese erweitert.

Der Antikörper wird als intravenöse Infusion über zwei Stunden oder länger in einer Dosierung von in der Regel 3 bis 5 mg pro kg Körpergewicht verabreicht. Die Infusionen werden zuerst nach 2 Wochen, dann nach 6 Wochen, später in der Regel – je nach Wirkung – regelmäßig nach 8 Wochen wiederholt. Infliximab verteilt sich im Gefäßsystem, wo es noch bis zu 8 Wochen später nachweisbar ist. Dort blockiert er die TNF-α-gesteuerte Freisetzung von entzündungsauslösenden Botenstoffen (Zytokine) und kann somit zu einer Reduktion der Entzündung führen. Da der Antikörper für den menschlichen Organismus ein Fremdeiweiß darstellt, können Überempfindlichkeitsreaktionen auftreten. Die Nachbeobachtungszeit nach Infusion sollte aus diesen Gründen mindestens 1 Stunde betragen.
Da Infliximab die Immunreaktion beeinflusst und unter der Behandlung unter anderem eine abgekapselte Tuberkulose wiederaufflammen kann, muss der Behandlung ein Test auf TBC vorangehen, der ohne Befund sein muss. Auch muss während der gesamten Behandlungsdauer das Blutbild überwacht werden. Da sich seit Ende 2006 die Berichte über das Auftreten von Lymphomen (Lymphdrüsenkrebs) mehren, insbesondere bei jungen Männern, die mit Infliximab behandelt wurden, sollte die Therapieentscheidung für dieses neue Medikament nur nach sorgfältiger Risiko-Nutzen-Abwägung erfolgen. Da Infliximab am Ende eines oft langen Weges unterschiedlicher immunsuppressiver Medikationen steht, ist jedoch auch vorstellbar, dass die Lymphomentwicklung nicht allein Folge von Infliximab, sondern auch der vorangegangenen Medikamente ist. Häufig wird parallel zu der Infliximab-Therapie Methotrexat verabreicht, um die Wirkung zu steigern und einer möglichen Überempfindlichkeitsreaktion gegen Infliximab entgegenzuwirken.

f) neue Antikörper Vedolizumab (Entyvio®), Golimumab (Simponi®), Ustekinumab (Stelara®)

Mit Vedolizumab steht seit kurzem ein „darmselektiver“ Antikörper zur Verfügung. Inwieweit Nutzen, Verträglichkeit und Nebenwirkungen mittel- und langfristig den bislang zur Verfügung stehenden Wirkstoffen überlegen sind, kann derzeit noch nicht abschließend beurteilt werden. Hier zeigt sich ein Phänomen aller neuen Medikamente, für die anfänglich nur die Daten der Einführungsstudien zur Verfügung stehen und die sich dann erst im „wirklichen“ Alltag bewähren müssen. Nach Ausschöpfung aller bewährten Mittel sollte ein Beratung und ggf. ein Behandlungsversuch idealerweise in Zentren erfolgen, die schon über eine etwas größere Erfahrung mit dem neuen Medikament verfügen. Andere Antikörper, die bei Versagen oder Unverträglichkeiten aller anderen leitliniengerechten Therapien probiert werden können, sind der Vollständigkeit halber oben genannt. Auf Aussagen zu Stellenwert und Nutzen-Risiko-Verhältnis für Patienten außerhalb klinischer Studien verzichten wir zurzeit bewusst.

g) Antibiotika
In seltenen Fällen, bei fulminantem Verlauf, insbesondere bei toxischem Megakolon, kommen Antibiotika (z.B. Metronidazol) in Betracht. Auch bei einer sogenannten Pouchitis können Antibiotika angewendet werden. Zur Dauertherapie einer CED sind sie jedoch nicht geeignet (Resistenzentwicklung und Nebenwirkung).

Wie werden welche Medikamente zur Behandlung der Colitis ulcerosa eingesetzt? 70

Die Colitis ulcerosa wird zunächst mit Aminosalicylaten behandelt (Sulfasalazin oder Mesalazin). Beim Befall nur des linksseitigen Kolons ist die rein örtliche („topische“) Behandlung (Zäpfchen, Einläufe = Klysmen) möglich, falls der Kranke diese einbehalten kann, andernfalls nimmt man Tabletten, Dragees oder Kapseln, wie sie auch für die weiter nach oben ausgedehnte Kolitis eingesetzt werden. Wirken Aminosalicylate nicht oder besteht eine Unverträglichkeit, kommen Glukocorticoide topisch (= lokal wirkend) als Schaum oder Klysma oder „oral“ als Tabletten, Dragees oder Kapseln in Frage.

Den schweren Schub behandelt man zunächst mit zusätzlichen Glukocorticoiden in absteigender Dosierung, bis man auf Aminosalicylate alleine übergehen kann. Zum Remissionserhalt einer Colitis ulcerosa gibt es vergleichbare Daten zur Therapie mit E. coli Nissle 1917 (Mutaflor®). Weitere Therapieprinzipien (Stärkung der Schleimhaut, Schutzbarriere z.B. mit Phospholipiden) sind Gegenstand klinischer Forschung, leider bislang ohne belegbaren Zusatznutzen. Bei Nichtansprechen dieser Basistherapie kommen Substanzen der Punkte c bis f je nach Wirksamkeit und Verträglichkeit in Frage, was für den Betroffenen in der Regel „Experimentieren“ bedeutet, um herauszufinden, welches die derzeit beste individuelle Behandlungsform ist, die das günstigste Nutzen-Risiko- bzw. Nebenwirkungsprofil besitzt. Dieses Experimentieren kann ggf. mehrfach im Krankheitsverlauf, d.h. im Leben der/des Betroffenen nötig werden.

Im Rahmen von Studien konnte bei Colitis ulcerosa auch mittels Leukozytenapherese (Auswaschen bestimmter weißer Blutkörperchen durch ein dialyseähnliches Verfahren aus dem Blut) eine klinische Verbesserung erreicht werden, wobei der derzeitige Stellenwert dieses Therapieverfahrens noch nicht sicher beurteilt werden kann und Gegenstand klinischer Studien ist.

71 Wie werden welche Medikamente zur Behandlung von Morbus Crohn eingesetzt?

Die Behandlung richtet sich nach dem Befallsmuster: Beim Befall der oberen Abschnitte des Magen-Darm-Traktes (Mund, Speiseröhre, Magen, Dünndarm), bei Augensymptomen (➡ Frage 52), meist auch beim Auftreten eines Erythema nodosum (➡ Frage 54) kommen allein Glukocorticoide zum Einsatz. Beim Befall des Enddünndarms wirkt auch hochdosiertes Mesalazin. Theoretisch müsste Pentasa® beim Dünndarmbefall gegenüber den anderen Mesalazinpräparaten Vorteile haben, da es eher resorbiert wird; hierzu gibt es aber keine systematischen Untersuchungen. Bei ausschließlichem Befall des Dickdarms sind Aminosalicylate die erste Wahl. Wirken diese nicht ausreichend, wird auf Glukocorticoide gewechselt, evtl. in Kombination mit Azathioprin. Bei Fisteln wird ein günstiger Effekt durch die (vorübergehende) Gabe von Metronidazol (Clont®, Flagyl®) beschrieben (nicht unumstritten!). Die Therapieeskalation erfolgt analog der Colitis ulcerosa (s. o.). Die Empfehlungen für eine vorbeugende remissionserhaltende Therapie im symptomfreien Intervall sind bei Morbus Crohn nicht so eindeutig wie bei der Colitis ulcerosa. Im Allgemeinen kann wohl im freien Intervall auf eine spezifische Therapie verzichtet werden (im Zweifel ausprobieren!).

72 Wie ist die Dosierung dieser Medikamente?

Aminosalicylate werden im Dosisbereich von 0,75 bis 4,5 g täglich eingesetzt. Im Schub muss man eher hoch dosieren, zur Erhaltung der Ruhephase reichen dann niedrigere Dosierungen aus. Zu niedrig gewählte Dosen sind unwirksam.

Glukocorticoide sind nicht alle gleich stark wirksam. Es gibt Umrechnungstabellen für sog. „Äquivalenzdosen". Prednison oder 6-Methyl-Prednisolon setzt man im Schub mit ca. 1 mg pro Kilogramm Körpergewicht ein, nach Eintritt der Beschwerdefreiheit reduziert man in wöchentlichen Schritten um 5 mg. Anfangs kann man schnell reduzieren, kommt man in die Höhe des körpereigenen Hormon-Tagesbedarfs (ca. 15 mg), sollte man langsamer ausschleichen. Vor allem, wenn wieder Beschwerden aufflackern, sollte man sich mit der Dosis-Reduktion Zeit lassen (Behandlungsdauer von ca. 6 Monaten einkalkulieren).
Hierdurch wird eine „Schaukeltherapie" vermieden, bei der stets rasch die Cortisonpräparate reduziert, im erneuten Schub dann wieder hohe Dosen eingesetzt werden – unter dem Strich erhält ein solcher Patient mehr Glukocorticoide!
Auch wenn Glukocorticoide als Einläufe gegeben werden (Betnesol®-, Colifoam®-Klysmen o.a.), werden die darin enthaltenen Glukocorticoide binnen

15 bis 30 Minuten in den Blutkreislauf aufgenommen. Man muss diese Dosis mitberücksichtigen. Lediglich Budesonid, das aus Einläufen (Budenofalk®, Entocort®) stammt, wird wie der Wirkstoff aus den Tabletten in der Leber wieder inaktiviert und hat deshalb insgesamt nur wenig Nebenwirkungen.

Azathioprin wird mit bis zu 2,5 mg pro Kilogramm Körpergewicht dosiert (meist 100 bis 150 mg = 2-3 Tbl. Azafalk® bzw. Imurek® oder Zytrim® täglich). Die Dosierungen sind individuell unterschiedlich: Die Zahl der weißen Blutkörperchen (Leukozyten) sollte auf ca. 5000/mm³ abgesenkt werden. Seine volle Wirksamkeit setzt erst nach 2-6 Monaten ein, so dass man es nicht vorschnell bewerten oder absetzen sollte. Zu Beginn der Therapie wird die Dosis schrittweise von 50mg/Tag unter engmaschigen Laborkontrollen (Blutbild, Leber- und Bauuchspeicheldrüsenwerte) bis zur Zieldosis von 2,5mg/kg Körpergewicht gesteigert, um eventuelle Unverträglichkeiten oder Organschädigungen rechtzeitig zu erkennen.

Immunsuppressiva finden häufig dann Anwendung, wenn ein „cortisonabhängiger" Krankheitsverlauf besteht. In diesem Fall lässt sich nur durch eine regelmäßige Einnahme von Cortison eine Reduktion der Symptome und Beschwerden erreichen. Auf Grund des verzögerten Wirkeintrittes von Azathioprin darf nicht mit dem Ausschleichen des Cortisons begonnen werden, bevor die Wirkung des Immunsuppressivums sicher eingesetzt hat.

Machen die verschiedenen Verabreichungsformen einen Unterschied? 73

Ja. Bei starkem Durchfall und rascher Darmpassage sollte Azulfidine® nicht als Dragees, sondern als Tabletten eingenommen werden, da diese sich rascher auflösen. In Ruhephasen der Krankheit sind dagegen die Dragees magenverträglicher als die Tabletten. Ebenso wäre Mesalazin in Granulatform günstiger als in Tablettenform. Auch bei Zäpfchen und Klysmen ist zu fragen, wie lange man sie halten kann. Oft empfiehlt sich die Einnahme zur Nacht, wobei man sich nach Einnahme auf die linke Seite legt. Schaumpräparate können viele Betroffene besser halten als wässrige Lösungen.

Insgesamt gibt es viele verschiedene Hersteller mit unterschiedlichen Präparaten und unterschiedlicher Verträglichkeit und Handhabung. Manchmal ist es gut, wenn man verschiedene Präparate ausprobiert, bis man das für sich „richtige" gefunden hat.

74 Welche Nebenwirkungen (unerwünschte Wirkungen) können auftreten?

Manche Krankheitssymptome können Nebenwirkungen von Medikamenten ähnlich sein, so dass man sich recht gut selbst beobachten muss, um das unterscheiden zu können.

a) Sulfasalazin (Azulfidine®, Colopleon®)

- Gelegentlich Übelkeit, Erbrechen, Hautrötung, Juckreiz, leichte Temperaturerhöhung, Kopfschmerz, Lichtempfindlichkeit. Beim Mann: verminderte Samenzellbildung (reversibel: Normalisierung nach Absetzen).
- Selten: Bauchschmerzen (Bauchspeicheldrüsenentzündung), Haarausfall.
- Überempfindlichkeitsreaktion (Ausschlag, Übelkeit, Zittern, Kopfweh, Asthma, Fieber).
- Azospermie, Spermien können ihre Mobilität und ihre Fortpflanzungsfähigkeit verlieren, das kann bei Kinderwunsch seitens des Mannes hinderlich sein, nach dem Absetzen (3 Monate später) werden die Spermien in der Regel wieder lebhaft und aktiv.

b) Mesalazin (Asacolitin®, Claversal®, Pentasa®, Salofalk®, Mezavant® u.a.)

- Gelegentlich Übelkeit.
- Selten: Bauchschmerzen (Bauchspeicheldrüsenentzündung), Hautausschlag.
- Überempfindlichkeitsreaktion (Ausschlag, Übelkeit, Zittern, Kopfweh, Asthma, Fieber).
- Häufig: Magenschmerzen, Mikroblutungen.
- Haarausfall, (kann aber auch Ausdruck eines schweren Krankheitsschubes oder von Zinkmangel sein)

c) Olsalazin (Dipentum®)

- in ca. 7% Durchfall, oft vorübergehend zu Beginn der Behandlung: Einschleichen!
- Gelegentlich: Übelkeit, Erbrechen.
- Überempfindlichkeitsreaktion (Ausschlag, Übelkeit, Zittern, Kopfweh, Asthma, Fieber).

d) Glukocorticoide (Prednison, Prednisolon, Decortin®, Urbason®, Ultralan®, Betnesol®, Colifoam®, Phoscortil® u.a.)

- sehr abhängig von Dauer, Einnahmerhythmus und Dosis! Fast alle Patienten haben Nebenwirkungen, jeder Patient hat ein Bündel individuell unterschiedlicher Nebenwirkungen, diese wiederum wiederholen sich aber in der Regel bei jedem neuen Einsatz.
- Haut: Dehnungsstreifen, (wie bei den sogenannten Schwangerschaftsstreifen), punktförmige Einblutungen, Akne (= Pickel), verzögerte Wundheilung

- Muskel und Knochen: Muskelschwäche, Osteoporose (=Knochenschwund)
- Augen: grüner und grauer Star (Glaukom, Katarakt)
- Psyche: Depression, Unruhe, Gereiztheit, Euphorie, Schlafstörung
- Magen, Darm: Magenbeschwerden, Geschwür (?) (= Ulkus), Bauchspeicheldrüsenentzündung
- Drüsen: Diabetes mellitus (bei entspr. Veranlagung) Kochsalzspeicherung mit Ödembildung, Kaliumverarmung, Impotenz, Inaktivität bis Atrophie der Nebennierenrinde (= Unterdrückung der körpereigenen Kortisolproduktion); bei Frauen: Amenorrhoe (= Ausbleiben der Regelblutung), Hirsutismus (= Bartwuchs); bei Kindern: Wachstumshemmung
- Körperfettverteilung: Umverteilung des Körperfettes von den Extremitäten (Arme/Beine) zum Stamm und Gesicht.
- Folgen sind Rundgesicht, Stiernacken, Stammfettsucht und (im Vergleich dazu) sehr dünne Extremitäten, wobei dieser Eindruck durch einen eventuellen Muskelabbau verstärkt wird.
- Beim Schaum: Selten allergische Unverträglichkeit durch die Begleitsubstanzen.

e) topisch wirksame Glukocortikoide: Budesonid (Budenofalk®, Entocort® u.a.)
- Allergische Hautreaktionen (Nesselsucht, Ausschlag)
- Grundsätzlich auch alle Nebenwirkungen wie bei den unter d) genannten Glukocorticoiden, aber bei Dosierungen bis 10 mg Budesonid/Tag sind diese etwa halb so häufig und ausgeprägt.

f) Azathioprin (Azafalk®, Imurek®, Zytrim® u.a.)
- Gelegentlich: Unterdrückung des Knochenmarks (weiße und rote Blutkörperchen, Blutplättchen), erhöhtes Infektionsrisiko, Übelkeit, Colitis, Divertikulitis, Bauchspeicheldrüsenentzündung.
- Selten: Gallestau, Beeinträchtigung der Leberfunktion
- Überempfindlichkeitsreaktion (Ausschlag, Übelkeit, Zittern, Kopfweh, Asthma, Fieber).

Frauen im gebärfähigen Alter und Schwangere sollten die Tabletten nicht anfassen und den Staub, der beim Teilen von Tabletten entsteht, nicht einatmen. Bei Frauen und Männern ist eine sichere Empfängnisverhütung 3 – 6 Monate über das Ende der Einnahmedauer erforderlich. (➡ Frage 151 ff)
Bei Übelkeit durch Azathioprin gibt es eine Alternative, das 5-Mercaptopurin (Puri-Nethol®). Das wirkt sehr ähnlich und hat vergleichbare Nebenwirkungen, nur eben nicht diese typische Übelkeit.
Es gibt also eine gleichwertige Ersatzlösung. Obwohl dies in den Leitlinien genau so beschrieben ist, gibt es für diese Indikation in Deutschland keine offizielle Zulassung (in Frankreich schon). Es gilt also hier der sogenannte off-lable-use, wobei es doch leitlinienkonform ist.

g) Ciclosporin (Sandimmun®)

- Häufig: Störung der Nierenfunktion, der Leberfunktion (Gallestau), Bartwuchs, Zittern, Müdigkeit, Kopfschmerz, Zahnfleischverdickung, Appetitlosigkeit, Übelkeit, Erbrechen, Bauchschmerz, Durchfall, Brennen an Händen und Füßen, Anstieg des Blutdrucks.
- Die zahlreichen gelegentlichen oder seltenen Nebenwirkungen werden nicht aufgeführt, da in jedem Fall eine engmaschige ärztliche Kontrolle dieser Behandlung erforderlich ist.

h) Tacrolimus (Prograf®)

- Häufig: Zittern, Kopfschmerz, Schlaflosigkeit, nervliche und seelische Beeinträchtigungen, Sehstörungen, Nierenschäden, Störungen der Blutbildung, des Blutsalz- oder Zuckerstoffwechsels, Appetitlosigkeit, Übelkeit, Erbrechen, Verstopfung, Gallestau, Hautstörungen (Juckreiz, Haarausfall, Ausschlag), Gelenkschmerzen, Fieber, Infektanfälligkeit.
- Die zahlreichen gelegentlichen oder seltenen Nebenwirkungen werden nicht aufgeführt, da in jedem Fall eine engmaschige ärztliche Kontrolle dieser Behandlung erforderlich ist.

i) Infliximab (Remicade®)

- Häufig: Virusinfekte (grippeähnlich, Herpes), Atemnot, Nasennebenhöhlen-, Harnwegsentzündungen, Fieber, Kopfschmerz, Schwindel, Anstieg des Blutdrucks, Hauterscheinungen (Ausschlag, Rötung, Juckreiz, Nesselsucht, trockene Haut, vermehrtes Schwitzen), Übelkeit, Bauchschmerz, Müdigkeit, Brustschmerz.
- Die zahlreichen gelegentlichen oder seltenen Nebenwirkungen werden nicht aufgeführt, da in jedem Fall eine engmaschige ärztliche Kontrolle dieser Behandlung erforderlich ist.

j) Metronidazol (u.a. Arilin®, Clont®, Flagyl®)

- Nicht selten: Übelkeit, Schwindel, Kopfschmerzen, metallischer Geschmack, Nervenstörungen wie Kribbelparästhesien (= „Ameisenlaufen“), auch Verstärkung einer Krampfneigung (i.d.R. reversibel: rückbildungsfähig nach Absetzen des Medikaments)
- Überempfindlichkeitsreaktion (Ausschlag, Übelkeit, Zittern, Kopfweh, Asthma, Fieber).
- Alkoholunverträglichkeit
- absetzen bei geplanter (hier auch beim Vater) oder bestehender Schwangerschaft.

k) Methotrexat (u.a. Lantarel®, METEX®, MTX®)

- Hautreaktionen (Juckreiz, Haarausfall), Übelkeit, Erbrechen, Durchfall, Schleimhautulzera, Leber- und Gefäßschäden, Störung der Blutbildung, Nierenschäden, allergische Reaktionen u.a.

- Eine Schwangerschaft muss bei der Behandlung mit MTX ausgeschlossen sein, da Schäden im Erbgut auftreten können. Störungen bei der Bildung von Spermien und Eizellen sind möglich, daher muss während der Behandlung und nach Abschluss der Behandlung für die folgenden drei Monate eine sichere Empfängnisverhütung gewährleistet sein.

l) E.coli Nissle 1917 (Mutaflor®)
- Blähungen bei zu hoher Dosierung

m) Cyclophosphamid (Endoxan®)
- ist das stärkste aller immunsuppressiven Medikamente, mit zahlreichen schweren Nebenwirkungen, insbesondere heftiger Blasenentzündung (Zystitis). Dieses Medikament wird auch gegeben vor einer Stammzelltransplantation und ist in der Behandlung der CED nur wenigen, schwerstgradigen Verläufen vorbehalten.

Wie groß ist die Gefahr der Osteoporose und kann man etwas dagegen tun? 75

Da durch eine hochdosierte Cortisontherapie der Calciumstoffwechsel und damit auch der Knochenstoffwechsel beeinflusst wird, sollte neben regelmäßiger körperlicher Aktivität, idealerweise „an der frischen Luft" (die körpereigene Vitamin-D-Synthese wird durch Sonnenlicht angeregt), eine Calcium- und Vitamin D_3-Ergänzung unter der Cortison-Medikation stattfinden. Bewährt hat sich die tägliche Einnahme von 1000 mg Calcium und 800 bis 1000 I.E. (= Internationale Einheiten) Vitamin D_3. Dabei ist es unerheblich, ob das Vitaminpräparat in der Apotheke oder in einem Supermarkt erworben wurde. Entscheidend ist nur das, was drin steckt.

Gerade bei Zeichen deutlichen Vitaminmangels oder anzunehmender Resorptionsstörungen werden heute auch deutlich höhere Vitamindosen empfohlen, wie zum Beispiel das Decristol 20.000 i.E., womit man bei einmal wöchentlicher Einnahme auf eine Tagesdosis von fast 3.000 Einheiten kommt. Eine Überdosierungsgefahr besteht in der Regel trotzdem nicht. Bei schweren Resorptionsstörungen können Ärzte auch hochaktive Vitamin-D-Präparate verordnen, diese bedürfen aber enggmaschiger Überwachung und regelmäßiger Laborkontrollen.

Sollte es bereits zu einer Osteoporose gekommen sein, gibt es andere Medikamente (Bisphosphonate), die einem weiteren Knochenabbau entgegenwirken können. Aber auch diese Präparate machen nur Sinn, wenn der Vitamin-D-Haushalt in Ordnung ist. Die gesetzliche Krankenversicherung zahlt Knochendichtemessungen nur dann, wenn eine Hochdosiscortisontherapie erfolgt ist, wenn bereits Knochenbrüche vorliegen oder wenn bereits eine Osteoporose nachgewiesen wurde.

Sind prophylaktische Messungen gewünscht, wurden diese als IGEL (=Individuelle Gesundheits-Eigen-Leistung) angeboten und bezahlt. Das ist derzeit nur noch zulässig, wenn eine rechtfertigende Indikation vorliegt. Dazu gehören aber keine gastroenterologischen Indikationen.

Das verlässlichste Messverfahren zur Bestimmung der Knochendichte nutzt zwei unterschiedliche Röntgenstrahlungen und wird häufig von Radiologen oder Orthopäden angeboten. Von der Knochendichtemessung mit Ultraschall muss gegenwärtig noch abgeraten werden.

76 Hilft „Null-Diät“ (Nahrungskarenz)?

Die Herausnahme oder Entfernung von Inhalt (Schlackenstoffe) aus dem Darm hat einen günstigen Effekt auf die Entzündung beim Morbus Crohn (➡ Frage 32 und ➡ Frage 97). Wahrscheinliche Ursache ist die Verminderung der Bakterienmasse im Darm. Dieser Behandlungsansatz wird beim Einsatz von sog. Astronautenkost oder von Formuladiäten über eine Ernährungssonde genutzt. Eine derartige hochaufgeschlüsselte (in kleinste Nahrungsbausteine zerlegte) Nahrung muss man über eine Dünndarmsonde zuführen, da Oligopeptide und kurzkettige Fettsäuren geschmacklich nicht zu tolerieren wären (wie ranziges Fett!). Ein entsprechendes Behandlungskonzept ist die parenterale (= „künstliche“ bzw. intravenöse) Ernährung über einen Venenverweilkatheter.

77 Was ist zu tun, wenn Nebenwirkungen (unerwünschte Wirkungen) auftreten?

Haben Sie begründeten Verdacht auf eine unerwünschte Medikamentenwirkung, beenden Sie die Einnahme und setzen Sie sich umgehend mit Ihrem Arzt in Verbindung. Er wird mit Ihnen abwägen, ob eine Dosisänderung oder ein Medikamentenwechsel sinnvoll ist. Er wird auch ggf. eine Behandlung der Nebenwirkung einleiten. Führen Sie aber nicht Dosisreduktionen durch, die Sie Ihrem Arzt nicht mitteilen. Das würde zu Unübersichtlichkeit und falschen Schlussfolgerungen bzgl. der Wirksamkeit Ihrer Medikamente führen. Gefährlich wirkt sich bei der Behandlung chronischer Krankheiten eine falsche Buchführung aus!

Wie lange soll medikamentös behandelt werden? 78

Colitis ulcerosa: Volle Dosis bis zum Abklingen des Schubes, dann Dosisreduktion oder Präparatewechsel auf ein Aminosalicylat (5-ASA) mit einer remissionserhaltenden Therapie. Bei Salicylat-Unverträglichkeit kommt alternativ zur Remissionserhaltung E.coli Nissle in Frage. Treten häufig neue Schübe auf, kommt eine Langzeitbehandlung mit Azathioprin oder Ciclosporin A in Betracht.

Auch in der beschwerdefreien Zeit (Ruhephase, Remission) ist die Weiterbehandlung mit Aminosalicylaten (alternativ E.coli Nissle 1917) sinnvoll, da das Auftreten eines neuen Schubes verhindert, verzögert oder abgemildert werden kann und das Auftreten von Spätfolgen mit der Häufigkeit und Dauer von Schüben in Verbindung zu bringen ist. Obwohl noch nicht endgültig durch prospektive Studien belegt, wurde in letzter Zeit doch deutlich, dass mit Aminosalicylaten eine Krebsprophylaxe möglich ist, allerdings nur wenn die Präparate über einen langen/lebenslangen Zeitraum hinweg eingenommen werden, wobei sich dann das Tumorrisiko um etwa die Hälfte absenkt.

Morbus Crohn: Bis zum Abklingen des Schubes in typischer Dosierung. Dann wird beim Endileumbefall und nach Operation mit einer Ileokolostomie (Verbindung zwischen Ileum und Dickdarm) zunehmend eine Remissionserhaltung befürwortet mit 1,5 bis 3 g Mesalazin täglich, alternativ 6 bis 9 mg Budesonid. Bei anhaltenden Beschwerden oder langfristigem Bedarf an Glukocorticoiden empfiehlt sich die Langzeitbehandlung mit Azathioprin.

Beim Morbus Crohn hat man den Sinn einer Langzeitbehandlung in der beschwerdefreien Zeit (Ruhephase, Remission) bis vor kurzem verneint. Inzwischen sprechen einige Untersuchungen dafür, auch beim Morbus Crohn nach einer operativen Teilentfernung von Endileum und Blinddarm mit Aminosalizylaten dem nächsten Schub vorzubeugen oder bei häufigen Schüben Azathioprin langfristig einzusetzen. Sinnvoll ist es insgesamt, den bisherigen Verlauf zu berücksichtigen. Bei langen Schubintervallen kann wohl auf eine remissionserhaltende Therapie verzichtet werden.

Welche medikamentös symptomatischen Behandlungsmöglichkeiten gibt es? 79

Häufige behandlungsbedürftige Symptome (Krankheitsanzeichen) und Beschwerden sind Schmerzen, Krämpfe, Durchfall, Übelkeit, Gelenkbeschwerden und ggf. Therapienebenwirkungen (➡ Frage 74). Bei der *Schmerztherapie* kommen neben physikalischen (z.B. Wärme) und Ernährungsmaßnahmen Medikamente in Betracht. Zu beachten ist, dass sogenannte nichtsteroidale Antirheumatika (NSAR) wie Acetylsalicylsäure (Aspirin®), Diclofenac, Ibuprofen, Naproxen usw. sich ungünstig auf die CED auswirken. Zu bevorzugen sind bei leichten bis mittelschweren Schmerzen Paracetamol oder Metamizol (Novalgin®), welches gleichzeitig auch krampflösend wirkt (➡ Frage 81). Bei stärkeren Schmerzen sind Opiatabkömmlinge in verschiedensten Dosierungen und Darreichungsformen verfügbar und sollten auch genutzt werden, da nicht oder unzureichend behandelte Schmerzen mannigfache negative Auswirkungen auf den Körper und die Seele haben.

Da Opiate zu Darmträgheit und damit auch zu Verstopfung führen können, kann die Gabe in einigen Fällen (gerade bei Verwachsungen oder Verengungen) Schmerzen verstärken. Es gibt aber wiederum Medikamente, die diese Nebenwirkung aufheben können. In manchen schwierigen Situationen muss daher ausprobiert werden, welche Kombination welcher Medikamente in welcher Dosis die insgesamt günstigste Wirkung hat. Häufig kann hierbei ein Schmerztherapeut helfen, der alle schmerzlindernden Verfahren (auch die nicht medikamentösen) kennt und dessen Erfahrung dem Betroffenen eine „Odyssee" der Selbstversuche ersparen oder zumindest verkürzen kann.

Die Stuhlfrequenz kann (soweit vertragen) durch Loperamid (➡ Frage 80) gesenkt werden, die Stuhlkonsistenz häufig durch Quellstoffe (z.B. Flohsamenschalen oder Apfelpektin) gebessert werden.

Bei Verstopfung hilft oft Milchzucker (z.B. Bifiteral®) oder Macrogol (z.B. Movicol®).

Sollte der Durchfall nach Ileozökalresektion durch ein sogenanntes Gallensäureverlustsyndrom (➡ Frage 40d) verursacht werden, hat sich die Einnahme von Gallensäurebindern bewährt (Lipocol®, früh morgens im Bette liegend kauend einnehmen, dann sind selbst kleine Mengen 0,5 – 2 Gramm den anderen Colestyramin-Präparaten Quantalan®, Colestabyl® bei weitem überlegen).

Bei den vielfältigen, individuell unterschiedlichen Symptomen und Beschwerden sollte mit dem Arzt eine individuell wirksame, ggf. auch unkonventionelle Behandlungsform gesucht werden, oft kann sie glücklicherweise auch gefunden werden.

80 Was ist von stopfenden Medikamenten zu halten?

Einige Medikamente hemmen die Durchfallneigung. Seit langem bekannt ist Tinctura opii®. Das von deren Wirkstoffen weiterentwickelte handelsübliche Medikament ist Loperamid (Imodium® u.a.). In der Patienteninformation von

Loperamid findet sich der Hinweis, dass es bei entzündlichen Darmerkrankungen nicht geeignet sei.

Dieser Hinweis ist insofern wichtig, als Loperamid die Darmentzündung nicht bessert. Es stellt lediglich die dickdarmeigenen Bewegungen (propulsive Peristaltik) für die Zeit von wenigen Stunden ruhig. Dadurch kann es aber ein im Alltag hilfreiches Zusatzmedikament sein, wenn man sich vor einer Situation, in der ein Toilettengang nicht möglich ist, durch die Einnahme einer solchen Medikamentenkapsel vorübergehend Ruhe verschafft. Man muss auch die wiederholte Einnahme nicht fürchten. Weniger sinnvoll ist die starre Dosierung (wie z.B. dreimal täglich).

Es gibt verschiedene Verabreichungsformen (Applikationsformen), die unterschiedlich lange und schnell wirken (Kapseln, Tropfen oder Plättchen). Erfahrene Patienten können dies gut für sich nutzen und die verschiedenen Präparationen einsetzen.

Auch für Trockenhefe aus Saccharomyces boulardii (Perenterol®/Perocur forte®) konnte eine durchfallhemmende Wirkung nachgewiesen werden.

Bei Engstellen (= Stenosen) im Dickdarm oder unteren Dünndarm ist allerdings Vorsicht geboten, ebenso bei einer Durchfallperiode durch Nahrungsmittelgifte, die dann verlängert im Körper verweilen würden.

Bewährt hat sich ebenfalls die Verwendung von indischen Flohsamenschalen (z.B. Mucofalk® Apfel oder Orange), die als Quellmittel Wasser binden und somit die Stuhlzusammensetzung verbessern können, durch angenehmere Konsistenz und weniger aggressive Beschaffenheit. Da es sich um ein rein pflanzliches Präparat handelt, kann es auch unbedenklich über längere Zeit eingenommen werden. Bei Morbus Crohn und Colitis ulcerosa ist dieses Präparat (noch) verschreibungsfähig.

Ist bei Bauchschmerzen eine Behandlung mit Schmerzmitteln sinnvoll? 81

Nur bedingt. Erste Priorität sollte immer die Behandlung der Grunderkrankung haben.

Bauchschmerzen sind bei CED-Patienten häufig bedingt durch Verwachsungen, Engstellen im Darm oder beidem.

Ob sich Verwachsungen bilden, hängt von der persönlichen Neigung ab, solche auszubilden, vom Umfang und der Häufigkeit der operativen Eingriffe und auch von der Erfahrung des Operateurs.

Verwachsungen sind Verklebungen bzw. Verschwartungen zwischen Darmanteilen oder dem Darm und der Bauchwand, die die Beweglichkeit des Darmes einschränken und bei Bewegung des Darmes oder auch des Körpers Zug- bzw. Scherkräfte auf das schmerzempfindliche Bauchfell ausüben. Die Betroffenen spüren also Schmerzen bei Darmaktivität oder Bewegung bzw. in bestimmten Körperhaltungen.

Sind Bauchschmerzen Ausdruck eines Passagehindernisses, so treten sie in individuell typischem Abstand zu einer Mahlzeit oder vor der Stuhlentleerung auf, je nachdem wo die Verengung ist bzw. wie schnell der Darm arbeitet. Stopfende oder faserreiche bzw. schlecht gekaute Nahrung verursacht typischerweise vermehrt Beschwerden. Eine Stenose kann entzündlicher Ursache (Schleimhautschwellung) oder durch eine narbige Verengung bedingt sein. Im ersten Fall tritt die Symptomatik typischerweise während Schüben auf und verschwindet in der Remission. Narbige Stenosen machen meist dauerhafte Beschwerden. Sie sind möglicherweise im Schub durch zusätzliche entzündliche Schwellung stärker, aber bleiben auch nach Abklingen des Schubes bestehen.

Im Falle von symptomatischen narbigen Verengungen sollte geprüft werden, ob die Verengung beseitigt werden kann (endoskopisch oder operativ).
Bei entzündlichen Verengungen ist die Schubtherapie das Wichtigste, vorübergehend begleitet von einer symptomatischen Therapie (s.u.).
Bei Verwachsungen ist eine operative Lösung der Verklebungen meist nicht zielführend, da sich diese meist rasch wieder oder sogar noch stärker ausbilden. Hier sollte eine individuelle, die Symptome lindernde medikamentöse, ernährungstherapeutische, verhaltenstherapeutische und ggf. physikalische Behandlung (z.B. mit der „guten alten" Wärmeflasche) erfolgen.

Das schmerzstillende und krampflösende Medikament *Metamizol* (z.B. Novalgin®, Novaminsulfon®) hat sich als ideales Medikament bei leichten bis mittelschweren Schmerzzustände bei chronisch entzündlichen Darmerkrankungen bewährt. Gebräuchliche Darreichungsformen sind: Tabletten, Tropfen, Zäpfchen und Brausetabletten. Um eine konstante schmerzlindernde Wirkung zu erzielen, ist eine regelmäßige Einnahme (alle 4-6 Stunden) von entscheidender Bedeutung. Der Wirkstoff ist verschreibungspflichtig.

Abzuraten ist nach derzeitigem Kenntnisstand von folgenden Präparaten: *ASS = Acetylsalicylsäure* (z.B. Aspirin®), *Diclofenac* (z.B. Voltaren®), *Piroxicam* (z.B. Felden®), *Indometacin* (Amuno®), aber auch von dem weit verbreiteten *Ibuprofen*. Diese Wirkstoffe können neben einem erneuten Ausbruch einer bestehenden Darmerkrankung zu einer (unterschiedlich starken) Beeinflussung der Blutgerinnung führen.

Bei stärkeren Schmerzen besteht die Möglichkeit, Medikamente mit direkter Wirkung auf das zentrale Nervensystem bzw. das Gehirn einzusetzen (z.B. Tramadol, Tilidin/Naloxon, Opiate und Opioide), die aber nur nach Rücksprache mit dem behandelnden Arzt regelmäßig eingenommen werden sollten.

Lässt die Wirksamkeit von Medikamenten im Laufe der Zeit nach? 82

Nein. Jedenfalls nicht bei den Medikamenten, die hauptsächlich bei der Behandlung von Colitis ulcerosa und Morbus Crohn zum Einsatz kommen. Den Oldtimer Azulfidine® nehmen manche Betroffene schon seit Jahrzehnten mit Erfolg ein.

Nehmen die Risiken nach Jahren zu? 83

Teils – teils.

a) Aminosalicylate
In der Regel: Nein. Wer sie verträgt, verträgt sie meistens auf Dauer. Allergiebedingte Unverträglichkeiten nehmen allerdings irgendwann einmal ihren Anfang; das kann auch noch nach Jahren der Einnahme sein. Richtet sich die Allergie gegen das Sulfapyridin, scheiden nur Azulfidine® und Colopleon® aus der Behandlung aus. Richtet sich die Allergie gegen die Salizylsäure, kommen alle Aminosalicylate nicht mehr in Frage, zusätzlich auch alle anderen Salicylate wie z.B. Aspirin®.

b) Glukocorticoide
Ja. Glukocorticoide sollten möglichst nicht auf Dauer und wenn in möglichst niedriger Dosis eingenommen werden. Hautschäden, Knochenschwund (Osteoporose), Augenschäden (grauer sowie grüner Star, *augenärztliche Kontrollen!)*, Stimmungsschwankungen, Gelenkschmerzen nehmen mit der Zeit zu. Die hormonbildenden Zellen der körpereigenen Nebennierenrinden werden unterdrückt, so dass ein plötzliches Absetzen der Cortisonpräparate gefährlich würde (Addison-Krise).
Unter Budesonid sind diese Gefahren geringer, aber nicht gänzlich zu vernachlässigen. Einige Untersuchungen sprechen dafür, dass seine Wirksamkeit nach 9-12 Monaten nachlässt. Auf Grund der Zusammensetzung wirken Budesonid-Tabletten insbesondere am Enddünndarm und Zökumpol. Auch eine Ausdehnung des Darmbefalls kann somit die nachlassende Wirkung begründen. Derzeit wird dieses Medikament bei CED nur als zeitweise Therapie empfohlen, bei Erkrankungen anderer Organe gilt die längerfristige Behandlung aber als unbedenklich.

c) Azathioprin
Eher nein. In der Anfangsphase der Behandlung sind engmaschige Laborkontrollen erforderlich. Wird das Medikament über mehrere Wochen in der errechneten therapeutischen Dosierung eingenommen und gut vertragen, ist das Risiko für spätere Unverträglichkeiten relativ gering. Eine gesteigerte Infektanfälligkeit wird gelegentlich beobachtet. Nach den vorliegenden Daten kommt es unter Azathioprineinnahme nicht zu einer bedeutsam vermehrten Tumorbildung. Diese betrifft wenn, dann meist Tumoren der Haut. Regelmäßige Untersuchungen zur Hautkrebsfrüherkennung (sogenannte Vorsorgeuntersuchung) und ein besonders guter Lichtschutz sind daher wichtig. Auch Lymphome (Veränderungen der Lymphknoten) wurden vermehrt unter immunsuppressiver Therapie beobachtet.
Besonderes Augenmerk sollte bei jeder weiteren Medikation auf mögliche Wechselwirkungen der Medikamente untereinander gelenkt werden. So ist beispielsweise bekannt, dass harnsäuresenkende Medikamente (z.B. Allopurinol, Oxipurinol und Thiopurinol) den Abbau von Azathioprin hemmen und eine Ansammlung im Organismus (= Kumulation) begünstigen. In einem solchen Fall muss die Azathioprinmedikation auf 10-25% der Standarddosis abgesenkt werden. Wird neben Azathioprin auch Mesalazin, Sulfasalazin oder Olsalazin eingenommen, hat sich eine Dosisreduktion dieser Medikamente (auch bei normaler/hoher TPMT-Aktivität) zur Reduktion des Risikos von Veränderungen des roten Blutbildes bewährt.

d) Metronidazol
Ja. Die Behandlung sollte in der Regel 10 Tage nicht überschreiten, da es sonst zu Nervenschädigungen kommen kann (Ameisenlaufen auf der Haut, Schwindel, Kopfschmerzen und gelegentlich Krampfanfälle). Diese Frist darf nur in Einzelfällen und bei besonders strenger Indikationsstellung überschritten werden. Behandlung möglichst selten wiederholen, da eine Schädigung menschlicher Keimzellen nicht auszuschließen ist und eine Zunahme bestimmter Tumoren im Tierversuch beobachtet wurde.
Häufige Nebenwirkungen sind: metallischer Geschmack und ein dunkler Urin (beides ist harmlos).

84 Wie ernst muss ich die vielen Warnungen der Beipackzettel nehmen?

Teils – teils. Lesen Sie die Beipackzettel genau: Sie werden eine Zweiteilung bei der Beschreibung der unerwünschten Wirkungen (= Nebenwirkungen) finden. Zunächst werden typische und häufige Nebenwirkungen genannt, auf die Sie bei sich achten sollten. Auch die „gelegentlich auftretenden“ Nebenwirkungen sind zu beachten.

„Sehr häufig" ist eine Nebenwirkung dann, wenn sie bei mehr als 10% der Behandelten beobachtet wurde. Eine „häufige" Nebenwirkung beschreibt das Auftreten der Symptome bei 1-10% und eine „gelegentliche" Nebenwirkung Symptome bei 0,1 – 1% der behandelten Personen.

Dann folgt ein Grusel- und Raritätenkabinett von Beobachtungen, die irgendwo einmal veröffentlicht worden sind. Unter diesen Voraussetzungen dürften Sie in kein Auto oder Flugzeug steigen, keine Thunfischdose kaufen oder keine Bankfiliale besuchen, wenn Sie bedenken, was da schon alles passiert ist. Durch die Nennung solcher, auch sehr unwahrscheinlicher Risiken entziehen sich die Hersteller eventuellen Haftungsansprüchen im Klagefall. Es verhält sich ähnlich wie mit dem Verkehrsschild „Vorsicht Steinschlag" – Fahren Sie dort lang? – Diese zweite Gruppe der Warnhinweise hat für Sie somit keine praktischen Konsequenzen, sie wird übrigens immer länger, je länger ein Präparat am Markt ist, wie Sie leicht beim Vergleich von Azulfidine® einerseits und Dipentum® oder Entocort® andererseits sehen können.

Wann und wie lange muss ich ein Eisenpräparat einnehmen? 85

Wenn wirklich ein Eisenmangel besteht. – Der Serum-Eisen-Spiegel wird durch eine Umverteilung des Körpereisens bei jeder stärkeren Entzündung erniedrigt. Bleiben der Blutfarbstoff, die Größe der einzelnen roten Blutzelle (MCV) und das Serum-Speicher-Eiweiß *Ferritin* normal, liegt kein wirklicher Eisenmangel vor.

Wenn ein Eisenmangel behandelt werden muss, muss man Eisen zuführen, bis nicht nur der Blutfarbstoff wieder normalisiert ist, sondern auch die Eisenspeicher im Körper wieder aufgefüllt sind, d.h. noch 1-3 Monate über die Normalisierung des Blutbildes und des Serum-Eisen-Spiegels hinaus.

Bei einer Eisentherapie mit Tabletten, Dragees, Trinklösungen oder Kapseln verfärbt sich der Stuhlgang innerhalb weniger Tage vollständig (grünlich-)schwarz und wird klebriger. Das ist eine ganz normale Beobachtung und auf die Oxidation (Reaktion mit Luftsauerstoff) von Eisen, das nicht aufgenommen wurde, zurückzuführen. Die normale Aufnahmefähigkeit des Magen-Darm-Traktes für Eisen beträgt ca. 5-15% und kann durch einen bestehenden Eisenmangel des Organismus auf 40-50% gesteigert werden. Durch die Einnahme des Eisens mit Vitamin C (Ascorbinsäure), z.B. in Form von Orangensaft, wird die Oxidation des Eisens verlangsamt und der Körper kann mehr Eisen aufnehmen. Obwohl empfohlen wird, Eisenpräparate auf nüchternen Magen einzunehmen, vertragen viele Menschen es besser, wenn das Eisen mit/nach Mahlzeiten eingenommen wird. Bewährt hat sich ebenfalls eine Dosisreduktion bei Verlängerung der Einnahmedauer. In jedem Falle sollten

Sie aber einen Abstand von zwei bis drei Stunden zur Einnahme anderer Medikamente einhalten und auch keine anderen Elektrolyte (z.B. Magnesium oder Calcium) in diesem Zeitfenster zuführen.

Was die Verträglichkeit betrifft, haben wir mit Ferro sanol duodenal® Kps. die besten Erfahrungen gesammelt. Manchmal muss man aber auch andere Präparate ausprobieren. Zur Überprüfung der Wirksamkeit bietet sich ein einfacher Resorptionstest an. Hierbei wird der Eisenwert im Serum vor und 2h nach der Einnahme einer Tablette gemessen; kommt es nicht zu einem erheblichen Anstieg (um das Vierfache), kann man von einer mangelnden Resorptionsfähigkeit ausgehen. In diesem Fall sollte auf eine intravenöse Verabreichungsform gewechselt werden.

86 Wann, wie oft und wie lange benötige ich Vitamin-B12-Spritzen?

Wenn der Enddünndarm stark beeinträchtigt ist oder operativ entfernt wurde, wird Vitamin B_{12} (= Cyanocobalamin) nicht mehr ausreichend aufgenommen. Auch die Totalentfernung des Magens beseitigt einen für die Vitamin-B_{12}-Aufnahme notwendigen Faktor („intrinsic factor"). Solche Betroffene benötigen lebenslang die Zufuhr von Vitamin B_{12} von außen, d.h. durch Spritzen (unter die Haut *„subcutan"*, in den Muskel *„intramuskulär"* oder auch in die Vene *„intravenös"*).

Da der Mensch in der Leber über gute Speichermöglichkeiten für Vitamin B_{12} verfügt, ist bei aufgefüllten Speichern eine Spritze mit einer Dosis von 1000µg (=1mg) alle 3 Monate ausreichend.

87 Wann, wie oft und wie lange benötige ich Gallensäure-bindende Harze (Colestyramin, Colestipol)?

Wenn der Enddünndarm (terminales Ileum) stark beeinträchtigt ist oder operativ entfernt wurde, werden die Gallensäuren nicht mehr ausreichend aufgenommen und zur Leber zurückgeführt (➡ Frage 38). Sie werden im Dickdarm vergoren und lösen Durchfälle aus (➡ Frage 40), welche oft als besonders aggressiv (brennend) beschrieben werden. Das wird verhindert durch die Bindung der Gallensäuren an bestimmte (ionenaustauschende) Harze (z.B. Quantalan®, Cholestabyl®, Lipocol-Merz®).

Trifft diese Situation bei Ihnen zu, dann kann Ihr Durchfall durch die Einnahme der entsprechenden Medikamente verhindert oder vermindert werden.

Bewährt hat es sich, mit einer einmaligen morgendlichen Gabe von 0,5 Gramm Lipocol zu beginnen und durch schrittweise Steigerung herauszufinden, bei welcher Dosis die ideale Stuhlverbesserung zu erzielen ist. Ggf. kann die Dosis auf 2 Tagesdosen (z.B morgens und mittags) verteilt werden. Wichtig ist, dass man das Medikament mindestens eine, besser sogar 2 Stunden vor den anderen Medikamenten einnimmt, um deren Resorption und Wirksamkeit nicht zu gefährden. Obwohl dieses Medikament, gleichgültig in welcher Form, etwas unangenehm einzunehmen ist, nehmen es die meisten Betroffenen wegen des meist großen Nutzens dennoch. Die Dauer und die Dosis werden vom Nutzen und Nutzer bestimmt, manchmal kann das Medikament im Verlauf entbehrlich werden.

Höhere Dosen, die manchmal verordnet werden, können kontraproduktiv sein.

Vielen Patienten fällt die Einnahme der als Pulver oder Granulat vorliegenden Präparate schwer. Sie können sich die Einnahme erleichtern, wenn Sie die Dosis in einen (Heidelbeer-) Joghurt, Quark, Pudding oder ein Müsli rühren oder die Kautabletten (Lipocol-Merz®) wählen.

Sind Nahrungsergänzungsmittel oder Vitaminzusätze erforderlich? 88

In der Regel nein. Bei ausgewogener Mischkost wird der Körper auch bei einer chronischen Erkrankung und gelegentlich veränderter oder gestörter Nahrungsaufnahme ausreichend mit allen nötigen Nährstoffen versorgt.

Bei ausgeprägter Krankheitsaktivität mit langdauernd verringerter oder unzureichender Nahrungsaufnahme, langandauernder Therapie mit spezifischen Nebenwirkungen oder umfangreicher operativer Veränderung des Verdauungstraktes kann allerdings der Ersatz bestimmter Nahrungsbestandteile oder Spurenelemente erforderlich sein. Oft sind dies:

- Vitamin B_{12} (➡ Frage 86)
- Zink: bei Nachweis eines Zinkmangels
- Vitamin D/Calcium: insbesondere bei langandauernder Cortisontherapie (➡ Frage 75)
- Eisen (➡ Frage 85)
- MCT (mittelkettige Triglyceride), Fette und fettlösliche Vitamine: meist nur bei sogenanntem Kurzdarmsyndrom mit nachgewiesener unzureichender Fettaufnahme im Darm sowie Mangel an fettlöslichen Vitaminen.

89 Was tun bei Entzündung meines Pouches (Pouchitis)?

Wenn ein ileoanaler Pouch (➡ Frage 126) nach Dickdarmentfernung angelegt wurde, kann es zu (ggf. wiederkehrenden) Pouchentzündungen kommen. Innerhalb der ersten 10 Jahre nach der Operation erleben ca. 20-40% der Patienten mindestens 1 Episode, innerhalb 20 Jahren ca. 70%. Chronische Pouchitiden ggf. mit Pouchversagen treten in ca. 5-10% der Fälle auf und sind assoziiert mit schwerer Pancolitis, extraintestinalen Manifestationen (v.a. PSC: 2-fach erhöhtes Risiko) und regelmäßigem Gebrauch von NSAR (➡ Frage 86). Als mögliche Ursachen kommen eine erneute Manifestation der Grunderkrankung, eine unvollständige Entleerung mit Stau von Stuhl und mikrobiologische Fehlbesiedlung (Bakterien, Pilze) u.a. in Frage. Die Diagnose wird nach Klinik sowie endoskopischer und histologischer Untersuchung gestellt. Therapeutisch werden Antibiotika (z.B. Metronidazol, Ciprofloxacin o.a.) oder Budesonidschaum eingesetzt. Bei wiederkehrenden Entzündungen oder auch zur Vorbeugung nach einer Pouchitis werden auch gerne Probiotika (VSL#3, Mutaflor o.a.) eingesetzt. Bei sehr schweren oder fistulierenden Verläufen können auch Antikörper (z.B. Infliximab oder Adalimumab) verabreicht werden. Zur Behandlung mit 5-ASA, Lecithin oder Glutamin supp. gibt es derzeit keine belastbaren Daten.

90 Schulmedizin, alternative Medizin, komplementäre Medizin, worin besteht der Unterschied?

Aus heutiger Sicht sind die Grenzen fließend. Vieles, was früher „alternativ" war, ist heute integraler Bestandteil der sogenannten Schulmedizin. Leider werden auch heute mancherorts noch ideologische Grabenkämpfe geführt, dabei kann sich aus den unterschiedlichen Angeboten für die Betroffenen durchaus ein rundes Ganzes ergeben.

Als Schulmedizin wird in der Regel die naturwissenschaftlich basierte Medizin verstanden. Sie beruht auf wissenschaftlichen Erkenntnissen aus Biologie, Chemie und Physik und verlangt durch qualitativ hochwertige Studien (normierte wissenschaftliche Untersuchungen) abgesicherte Forschungsergebnisse, die die statistisch besten Ergebnisse für eine definierte Behandlungssituation belegen. Diese Ergebnisse müssen wiederholbar sein, um zufällige Ergebnisse auszuschließen. Jedwede neue Therapie muss sich an den derzeit gesicherten besten Therapien messen und kommt nur bei Überlegenheit oder zumindest Gleichwertigkeit zum Einsatz. In diese Überlegungen werden auch „alternative" pflanzliche oder sonstige Therapien miteingeschlossen und ggf. in das Repertoire der Schulmedizin aufgenommen.

Die Schulmedizin ist die derzeit in unserem Kulturkreis akzeptierte und an den Hochschulen gelehrte Heilkunst.

In anderen Kulturkreisen (z.B. traditionelle chinesische Medizin in Asien, Schamanentum in Afrika u.a.) werden andere Formen der Heilkunst gelehrt bzw. weitergeben. Auch damit lassen sich im Einzelfall zum Teil erstaunliche Behandlungserfolge erzielen, allerdings hielten diese bislang dem Vergleich mit der Schulmedizin nicht stand.

Fakt ist auch, dass jede Behandlung nur optimal wirkt, wenn Behandler und Behandelte an deren Wirkung glauben (sogenannter Placeboeffekt). Die Wirkung einer Behandlung könnte also auch allein daran liegen. Die in der Schulmedizin empfohlenen Therapien kennen und nutzen (wenn auch ggf. in geringerem Umfang) den Placeboeffekt, die schulmedizinischen Therapien sind aber immer besser als der Placeboeffekt, was sie in umfangreichen Studien auch beweisen müssen.

Auch sind Langzeiterfolg und Nebenwirkungen Gegenstand der Studien. Die aktuellen Therapieempfehlungen zu einer bestimmten Erkrankung basieren auf wissenschaftlich gesicherten Erkenntnissen. Sie werden von vielen und internationalen Experten der einzelnen Fachgesellschaften zu sogenannten Leitlinien als Behandlungsempfehlungen für die behandelnden Fachärzte zusammengefasst. Diese Leitlinien sind als Orientierung für den beratenden Arzt gedacht, der ja keine Masse von Patienten, sondern einen individuellen Menschen in einer individuellen Situation mit ganz eigenen Sorgen und Nöten berät. Ein Abweichen von den Leitlinienempfehlungen ist natürlich möglich oder sogar erforderlich, es sollte aber auf jeden Fall begründet und mit dem Patienten entsprechend kommuniziert werden. Dazu ist der Arzt auch im Rahmen von Aufklärung und Information zu (echten) Behandlungsalternativen durch das Patientenrechtegesetz gesetzlich verpflichtet.

Die in regelmäßigen Abständen an die neuesten wissenschaftlichen Erkenntnisse angepassten Leitlinien der medizinischen Fachgesellschaften sind übrigens nicht nur hilfreich für Behandler, sondern auch eine sehr gute Informationsquelle für Betroffene. Neben den für medizinische Laien oft schwer verständlichen wissenschaftlichen Leitlinien veröffentlichen viele Fachgesellschaften inzwischen auch leichter verständliche Versionen für Betroffene. Die Leitlinien für Morbus Crohn und Colitis ulcerosa finden Sie z.B. auf der Internetseite der Deutschen Morbus Crohn/Colitis ulcerosa Vereinigung DCCV (www.dccv.de).

All diese, letztlich der Wirksamkeit und der Sicherheit dienenden Untersuchungen können sog. alternative Therapien in der Regel nicht bieten. Sie sind daher aus Sicht der Schulmedizin erst einmal zweite Wahl (oder abzulehnen, insbesondere wenn sie anstatt der Schulmedizin gegeben werden), da der Patient nach heute allgemein gültiger Auffassung das Recht auf die nach derzeitigem Stand gesicherte beste und am besten verträgliche Behandlung hat. Das heißt nicht, dass alternative Therapien von vornherein nur schlecht sein müssen. Man weiß nur vergleichsweise wenig über sie, sowohl bezüglich des Nutzens als auch eines eventuellen Schadens. Von daher lässt sich auch schlecht beurteilen, ob diese Therapien eine gute oder schlechte Alternative sind, eine echte, also gleich gute, dürften Sie nur in den seltensten Fällen sein.

Komplementäre Therapie meint zusätzliche oder auch ergänzende Therapie zur Basistherapie. Oft wird hier das gesamte Spektrum der Behandlungsmöglichkeiten, also z.B. auch Balneo-physikalische, Entspannungs-, Psycho-, Sport- und Bewegungstherapie und Anderes eingesetzt und ermöglicht dem Patienten eine im weitesten Sinne ganzheitliche Therapie, da sie nicht nur auf eine Erkrankung zielt, sondern auf den individuellen Patienten mit all seinen Beschwerden, Einschränkungen, Empfindungen und Einstellungen. Somit ist die komplementäre Medizin unter Berücksichtigung der Basistherapie begrüßenswert und findet auch zunehmend Eingang in die Therapiestandards bzw. Leitlinien der schulmedizinischen Fachgesellschaften.

91 Was ist von alternativen Therapien zu halten?

Bei jeder anderen (alternativen) Therapie ist zu fragen, ob sie genauso gut oder besser wirkt als die bisherige und wie es mit Nebenwirkungen und Risiken aussieht.

Da sich letztlich jede Therapie individuell nach den Gegebenheiten, Bedürfnissen und der Verträglichkeit des Einzelnen richtet, gibt es letztendlich nicht nur eine Standardtherapie.

Bei der Frage nach Alternativen ist stets zu klären, ob es sich um eine überlegene, gleichwertige oder minderwertige Alternative handelt. Zu unterscheiden sind auch zusätzliche (additive) Therapien, die zu der Standarttherapie gegeben werden und sich mit dieser vertragen oder diese ergänzen sollten.

Die heutigen Therapieempfehlungen richten sich nach dem aktuellen Stand der wissenschaftlich gesicherten Erkenntnis. Sie sind daher einem steten Wandel unterworfen, da die Wissenschaft immer neue Erkenntnisse gewinnt und bisherige Vorstellungen ggf. korrigiert und neue Empfehlungen ausgesprochen werden.

Neue Therapien müssen in der Regel besser oder zumindest gleich gut und mit weniger Nebenwirkungen behaftet sein. Dies muss in aufwendigen Studien untersucht und dann in der Praxis bewiesen werden. Daten und Erkenntnisse zu langfristigem Nutzen und Risiken ergeben sich oft erst nach mehrjährigem Gebrauch. Sie können zu Änderungen der Empfehlungen führen.

Aus diesen Gründen sind sich die Beratenden durchaus bewusst, dass sie immer nur einen Teil der „Wahrheit“ kennen und dass der unbekannte Teil wie bei einem Eisberg vermutlich viel größer ist.

Dies geht aber den Anhängern der „Alternativen Therapien“ ebenso, auch wenn sie die sogenannte Schulmedizin manchmal heftig kritisieren. Skepsis sollte angebracht sein bei großspurigen Versprechen von Superwirkung ohne Nebenwirkungen (kann es eigentlich nicht geben), ganzseitigen Anzeigen mit Einzelfallbeispielen und Nennung von sogenannten Experten mit Foto. Dies ist in der Regel unseriös, da seriöse Wissenschaftler ihre Arbeiten in Fachzeitschriften veröffentlichen, aber nicht für bestimmte Produkte werben, schon gar nicht mit „erfolgreich“ behandelten Patienten.

Letztlich gilt es, für den individuellen Menschen mit der individuellen Krankheitssituation, die momentan am besten wirksame und möglichst am besten verträgliche Therapie mit dem günstigsten Nebenwirkungsprofil und möglichst geringen ungünstigen Langzeitfolgen auszuwählen. Diese Therapie wird im Verlauf den Bedürfnissen der Betroffenen und dem Krankheitsverlauf angepasst. Die Therapiegestaltung ist also insgesamt ein ziemlich aufwändiges Langzeitprojekt und setzt eine gute Teamarbeit zwischen Patient und Behandelnden bzw. Beratenden voraus.

Daneben darf es natürlich auch noch wohltuende zusätzliche Therapien auf dem medikamentösen oder nichtmedikamentösen Sektor (z.B. Physikalische-, Physio-, Phyto-, Psychotherapie) geben, vorausgesetzt sie passen zu der „Basistherapie“.

Gewarnt sei vor Therapien, die alles andere verteufeln oder die sehr teuer sind und deren Kosten nicht von den Krankenkassen übernommen werden. Insbesondere bei der Recherche im Internet lassen sich für den Laien kaum seriöse von unseriösen Angeboten bzw. Informationen unterschieden.

Behandelnde Ärzte wissen, dass ein Großteil ihrer Patienten neben der verschriebenen Therapie noch mehrere andere Stoffe (Vitamine, Mineralstoffe, Nahrungsergänzungsmittel, pflanzliche Präparate etc.) einnehmen, ohne darüber zu sprechen. Hiervon raten wir dringend ab, da Interaktionen mit Verstärkung oder Abschwächung der Wirkung, aber auch der Nebenwirkungen mit den verschriebenen Medikamenten einhergehen können. Daher die Empfehlung: Sprechen Sie offen und vertrauensvoll mit ihrem Arzt über alle zusätzlich eingenommenen Präparate und entscheiden Sie danach eigenverantwortlich, welches Mittel, das ihnen hoffentlich zumindest subjektiv guttut, Sie wirklich zusätzlich einnehmen wollen und welches vielleicht doch lieber nicht.

92 Welche zusätzlichen Mittel könnten sinnvoll sein?

Hier ein kurzer Überblick häufig genutzter Mittel, ohne Anspruch auf Vollständigkeit:

Indische Flohsamenschalen (möglichst fein vermahlen, z.B. Mucofalk®):
Sind seit vielen Jahren sehr bewährt zur Stuhlregulierung (nicht nur bei CED). Sie können festen Stuhl aufweichen und flüssigen eindicken. (Bakterien-) Toxine können gebunden werden, dem Schleim, der beim Quellen entsteht, werden leicht entzündungshemmende (und damit sozusagen Schleimhautberuhigende) Effekte zugeschrieben. Je feiner das Präparat vermahlen ist, desto besser die Wirkung. Preisgünstige Präparate sind oft weniger fein vermahlen. Die Schalen wirken besser als die Samen. Die Einnahme wird vielfach als angenehmer empfunden, wenn das Präparat nicht aufgelöst (weil dann schon schleimig), sondern mit wenig Wasser noch in „Flöckchenform" getrunken wird. Wichtig ist insgesamt eine ausreichende Flüssigkeitsaufnahme, da das Präparat sonst im Darm nicht gut quellen kann. Bei CED und vielen Durchfällen kann ggf. auch die Kombination von Flohsamenschalen und Loperamid hilfreich sein, selbst wenn in den Beipackzetteln von einer Kombination abgeraten wird. Die erforderliche Menge ist individuell unterschiedlich und sollte bedarfsweise ausgetestet werden.

Heidelbeeren:
Sie werden traditionell (Hildegard v. Bingen) bei Durchfallerkrankungen wegen angeblich stopfender Wirkung empfohlen, subjektiv berichten viele CED-Betroffene über verbessertes Wohlbefinden, nachdem Heidelbeeren in größerer Menge gegessen wurden. Wissenschaftliche Untersuchungen konnten zeigen, dass Farbstoffe aus Heidelbeeren (sog. Anthocyane) ein Enzym hemmen, das bei Entzündungen eine Schlüsselrolle spielt. Diese Farbstoffe liegen leider im Darm nicht stabil vor, da sie schnell inaktiviert werden. Die Entwicklung darmstabiler Anthocyane könnte therapeutisch interessante Optionen eröffnen.
Bis heute ist es wissenschaftlich nicht belegt, dass die Früchte tatsächlich das Potenzial haben, um erfolgreich gegen Krankheiten eingesetzt zu werden. Extrakte aus Heidelbeeren sind vor allem in den USA auf dem Markt. Verkauft werden sie dort als Nahrungsergänzungsmittel.

Weihrauch (Boswelliasäuren):
Inhaltsstoffe aus Weihrauch konnten im Tierversuch und laborchemisch eine Reduktion von Entzündung herbeiführen. Traditionell wird über eine positive Wirkung bei CED berichtet. Die Weihrauchpflanze existiert in vielen Untergattungen, der Gehalt der entzündungshemmenden Substanzen ist nicht standardisiert und schwankt vermutlich stark. Entsprechend qualitative medizinische Studien liegen derzeit leider nicht vor, ebenso wenig wie eine Zulassung als Arzneimittel. Die weitere Untersuchung der entzündungshemmenden Komponenten und deren eventueller Einsatz als standardisiertes Medikament sind Gegenstand wissenschaftlicher Untersuchungen.

Probiotika:
Es existiert eine kaum überschaubare Anzahl an (so bezeichneten) pro- oder präbiotischen Nahrungs(ergänzungs)mitteln, so dass deren Einzelbewertung schwierig ist. Nicht immer ist die Zusammensetzung sinnvoll, oft besteht ein schlechtes Preis-Leistungs-Verhältnis und die Versprechen sind blumig. Es scheint aber keine starken Einwände gegen den Konsum zu geben, so dass der subjektive Behandlungserfolg entscheiden sollte (➡ Frage 69d).

Lecithin (Phosphatidylcholin):
Lecithin sorgt für die „Reißfestigkeit“ und damit für die Schutzwirkung des Schleimes im Dickdarm. Es wird überwiegend im Enddünndarm gebildet und mit dem Stuhl durch den Dickdarm transportiert und ausgeschieden. Bei zu wenig oder „qualitativ schlechtem“ Lecithin reißt der Schleimfilm insbesondere in den unteren Dickdarmabschnitten zunehmend ein und erleichtert so Bakterien den Kontakt mit bzw. das Eindringen in die Darmschleimhaut. Herkömmliches Lecithin wird bei oraler Aufnahme fast vollständig im oberen Dünndarm durch Bauchspeicheldrüsenfermente abgebaut. Es gibt Studien, die zeigen konnten, dass verkapseltes (retardiertes) Phosphatidylcholin eine klinisch relevante entzündungshemmende Wirkung zeigt, mit der sogar die Kortisonmenge in der Therapie reduziert werden konnte. Derzeit finden sich entsprechende Präparate in den letzten Studienphasen vor einer eventuellen Marktzulassung.

Bei welchen Behandlungsmethoden ist Vorsicht geboten? 93

Vorsicht ist bei allem geboten, wozu es keine gute wissenschaftliche Erkenntnis gibt. Der Überblick hierüber ist selbst für Experten nicht immer ganz einfach. Eine Orientierung sollte aber der sich auf dem Laufenden haltende behandelnde Facharzt geben können. Mit ihm sollte sowieso alles besprochen werden, was mit der Behandlung der CED zu tun hat, um Wechselwirkungen mit der laufenden Therapie zu vermeiden. Gute und fachlich gesicherte

Informationen über verschiedene Behandlungsformen erhalten Sie darüber hinaus von der Selbsthilfevereinigung DCCV.

94 Wie soll ich mit einem Alternativ-Behandler umgehen?

Sollten Sie Kontakt mit einem Nicht-Schulmediziner oder nichtmedizinischen Berater haben oder wünschen, so sollten Sie sich zunächst nur ausführlich beraten lassen. Informieren Sie sich umfassend zu Wirkungen, Nebenwirkungen, Datenlage bzw. Erfahrungsumfang zu der empfohlenen Methode, aber auch des konkreten Behandlers, und zu Wechselwirkungen mit einer bestehenden (schulmedizinischen) Therapie. Lassen Sie sich zu keiner Behandlung drängen und seien Sie skeptisch, wenn „die Schulmedizin" schlechtgemacht wird. Besprechen Sie eventuelle zusätzliche Therapien auf jeden Fall mit dem therapieführenden Arzt. Wenn keine Bedenken bestehen, kann durchaus eine zusätzliche komplementäre Therapie erfolgen, vor allem wenn sie subjektiv hilft und das Kosten-Nutzen-Verhältnis stimmt.

J. Fragen zur Ernährung

Heutzutage hört man gerne:
Es gibt keine spezifische Diät für diese Erkrankung. Sie dürfen alles essen, was sie vertragen. Aber genau das wüsste man als Betroffener gerne: „Was vertrage ich?“ Und da gibt es eine Menge zu lernen.

Was darf man bei Colitis ulcerosa nicht essen? 95

Nichts. Es gibt allerdings Nahrungsmittel, die auch beim Gesunden Durchfall und Blähungen verursachen können, wobei dies stets eine Frage der Menge ist. Bei Durchfallneigung, oder gar während eines Schubes, sollte ein Colitis ulcerosa-Kranker deren Genuss vermeiden oder möglichst einschränken.

Es sind dies eine vermehrte Flüssigkeitszufuhr (insbesondere Fruchtsäfte, abführende Mineralwässer, Bier, Kaffee, andere koffeinhaltige Getränke), Fleischbrühe, Kohl, Kraut, Hülsenfrüchte, Schwarzwurzeln, Kohlrabi, Spargel, Pilze, Lauch, Zwiebeln, Knoblauch, Salate, Frisch- und Trockenobst, Nüsse, Vollkornbrot, ungeschälter Reis, scharfe Gewürze, „pikante“ Speisen, Weizenkleie, Leinsamen(schrot).

Was darf man bei Morbus Crohn nicht essen? 96

Was man schlecht verträgt. Es gibt keine generellen Nahrungsverbote. Gerade die Veränderungen der Darmabschnitte und Darmwand wie der Verdauungsvorgänge können beim Morbus Crohn so unterschiedlich sein, dass es weder generelle Verbote noch generelle Empfehlungen gibt. Auf Einzelheiten wird in den Antworten Nr. 98 - 101 eingegangen.

Haben bestimmte Speisen Colitis ulcerosa oder Morbus Crohn verursacht? 97

Nein. Sie müssen weder bei sich noch bei anderen nach „Fehlern“ suchen. Interessant ist jedoch die seit langem bekannte Tatsache, dass das völlige Herauswaschen der Nahrung aus dem Darm (Darmspülung, Lavage) oder die Ernährung mittels schlackenfreier Formuladiät („Astronautenkost“) die entzündliche Krankheitsaktivität zum Abklingen bringen kann. Man erklärt das heute damit, dass die normale Bakterienbesiedlung des Darmes, die vom Darminhalt lebt, eine Rolle bei der Unterhaltung der CED spielt. Diese Antigene (➡ Frage 32) stellen einen natürlichen Reiz für das Immunsystem der Darmschleimhaut dar, das bei Morbus Crohn und Colitis ulcerosa sehr empfindlich reagiert. Nichtessen führt aber zu Unterernährung und Schwäche und ist damit kein Behandlungsweg bei einer chronischen (zehrenden) Entzündung!

98 Ist Zucker verboten bei Morbus Crohn?

Nein. Dieses Thema ist unter Wissenschaftlern lange kontrovers diskutiert worden. Ausgangspunkt war die Beobachtung, dass Morbus Crohn-Patienten einen erhöhten Zuckerkonsum hatten und man einen ursächlichen Zusammenhang vermutete. Das hat sich nicht bestätigt. Man erklärt heute den nachgewiesenen höheren Zuckerkonsum der Patienten als Ausweichen auf ballaststoffarme und leicht verdauliche Kalorienträger während eines Schubes.

99 Sind Getreideprodukte gefährlich bei Morbus Crohn?

Nein. Zwar gibt es eine ganz andere chronische Dünndarmerkrankung, die durch Gluten (Klebereiweiß von Getreide) verursacht wird (Zöliakie = einheimische Sprue); diese hat aber mit dem Morbus Crohn nicht direkt zu tun, kommt aber doch gehäuft assoziiert vor. Pflanzliche Nahrungsmittel wie Getreide und Getreideprodukte, Kartoffeln, Gemüse und Obst sollten den Hauptbestandteil (> 50%) der festen Nahrung ausmachen. Auch Vollkornprodukte und (rohe) Salate sind *in der Ruhephase* von Morbus Crohn und Colitis ulcerosa geeignete Nahrungsmittel. In manchen Fällen kann eine glutenarme Diät subjektiv angenehm sein, auch ohne dass eine Zöliakie vorliegt. (Weizensensitivität). Der Unterschied zur Zöliakie ist, dass eine glutenarme (nicht streng glutenfreie) Kostform bei der sogenannten Weizensensitivität eine Kann-Entscheidung ist und kein Muss.

100 Ist Margarine gefährlich bei Morbus Crohn?

Nein. Es war vor mehreren Jahren spekuliert worden, ob das Härtungsverfahren für flüssige Fette, wie es für Pflanzenmargarinen, Koch- und Bratfette notwendig ist, den Morbus Crohn verursacht oder verschlechtert. Diese Hypothese konnte inzwischen wissenschaftlich widerlegt werden.

Ist Milchgenuss verboten bei Morbus Crohn? 101

Nein. Es gibt allerdings eine nicht seltene Unverträglichkeit von Milch. Zumeist beruht sie auf einer Unverträglichkeit des Milchzuckers, seltener auf einer Allergie gegen Milcheiweiß.

Die Milchzuckerunverträglichkeit liegt an einer verminderten Verdauungskapazität im Dünndarm für die Spaltung von Milchzucker (Laktose) in Traubenzucker (Glukose) und Galaktose. Das hierfür verantwortliche Enzym, die Laktase, ist in den Dünndarmzellen dann zu gering vorhanden: *Laktasemangel, Laktosemalabsorption*. Vom „Normalen" gibt es fließende Übergänge bis zur (seltenen) völligen Milchzuckerunverträglichkeit. Eine längere künstliche (parenterale) Ernährung, wie sie bei den CED immer mal wieder nötig wird, begünstigt einen Laktasemangel.

Ist nun die Dünndarmschleimhaut durch die Entzündung des Morbus Crohn zusätzlich geschädigt oder operativ reduziert, wird eine bisher gering oder unmerklich vorhandene Milchzuckerunverträglichkeit verstärkt. Lediglich diese Menschen müssen den Genuss von Milch, Joghurt, Kefir, Pudding, Speiseeis, Sahne und Sahneprodukten, Milchpulver vermindern oder ganz vermeiden. Trockener Quark, Handkäse, Hartkäse werden in der Regel gut vertragen. Wenn bei Ihnen eine Laktoseunverträglichkeit vorliegt und Sie doch gerne einmal eine Milchspeise essen möchten, können Sie die fehlende Laktase zu der Mahlzeit in Kapselform zu sich nehmen (z.B. Lactrase®). Zunehmend werden auch lactosefreie Milchprodukte im Handel angeboten, wobei der höhere Preis nicht immer den Nutzen für die Betroffenen rechtfertigt. Nicht selten wird nach Abklingen eines Schubes die Verträglichkeit von Milchzucker auch wieder besser, da es sich um eine sekundäre (hier: eine durch die Entzündung erworbene) Laktose-Intoleranz handelt.

Mittels eines einfachen H_2-Atem-Testes kann man sich bei Verdacht auf Milchzuckerunverträglichkeit Gewissheit verschaffen.

Die manchmal in kleinen oder kleinsten Mengen in Medikamenten enthaltene Lactose spielt meist keine Rolle bei Durchfallsymptomen, da die Fähigkeit, Milchzucker aufzuspalten, nur eingeschränkt und in der Regel nicht aufgehoben ist.

Kann man mit Fischgenuss (Fischöl) Morbus Crohn heilen? 102

Nein. Kürzlich hatte Hoffnung bestanden, durch eine Änderung der Fettzusammensetzung der Nahrung Entzündungsvorgänge im Körper, so auch den Morbus Crohn, günstig zu beeinflussen. Solche Fette sind im Fischöl enthalten. Da genießbare Mengen hierfür nicht ausreichen, wurden verkapseltes Fischöl und „Eikosapentaensäure“ erprobt. Leider haben diese Untersuchungen kein positives Ergebnis gezeigt.

103 Wie soll man sich im akuten Schub ernähren? Wie in der Ruhephase?

a) im akuten Schub (bei vermehrt Durchfall und/oder Bauchschmerzen)
Gerade beim vermehrten Nährstoffbedarf im akuten Schub ist es wichtig, nicht in einen Hungerstreik zu gehen, wenn Mahlzeiten zu mehr Schmerzen oder Durchfall führen. Der Eiweiß- und Mineralstoffbedarf ist erhöht. Ballaststoffe können jetzt zu „Belast-Stoffen“ werden. Essen Sie häufige kleine Mahlzeiten. Essen Sie Getreideprodukte mit niedrigem Kleieanteil (Weißbrot, Toastbrot, Brötchen, Graubrot, Nudeln, Gebäck aus hellem Mehl, Typ 405), Gemüse und Obst eher gedünstet als roh, eher fein gerieben oder püriert. Essen Sie gekochte oder pürierte Kartoffeln, geschälten Reis, Mais, Haferflocken, Trockengebäck, Bananen, Kokosflocken. Meiden Sie Hülsenfrüchte, Zwiebeln, Lauch, Kohl, Nüsse, Zitrusfrüchte... (➡ Frage 95). Meiden Sie Fettes, Gebratenes, Frittiertes, zu reichlich mineralisierte und stark kohlensäurehaltige Getränke. Trinken Sie eher Früchtetees als Fruchtsaft. Milch ist als Kalziumlieferant hilfreich, wenn sie vertragen wird (➡ Frage 101). Kauen Sie gründlich. Nehmen Sie sich Zeit zum Essen.

b) in der Ruhephase, im Krankheitsintervall
Eine „Morbus Crohn-Diät“ oder „Colitisdiät“ gibt es nicht. Wichtig ist eine vollwertige, hochwertige und ausgewogene Ernährung, um Defizite zu vermeiden. Richten Sie sich nach modernen Ernährungsempfehlungen, wie sie als „Vollwertkost“ oder als Empfehlungen der „Deutschen Gesellschaft für Ernährung“ bekannt sind. Ballaststoffe sind, wenn sie vertragen werden, in Maßen jetzt eher erwünscht. Meiden Sie Fertiggerichte, Dosenkost und „fast food“. Meiden Sie beim Kochen und Einkaufen Fett und fette Nahrungsmittel (Wurst, Geräuchertes, Speck, fettes Fleisch).

Spezielle Empfehlungen ergeben sich bei Milchunverträglichkeit (➡ Frage 101), nach Dünndarmoperationen (➡ Frage 105) und bei der Neigung zu Nierensteinen.

104 Kann ich den Krankheitsverlauf (das Auftreten neuer Schübe) durch eine Ernährungsumstellung („Diät“) günstig beeinflussen?

Eher nein. Es gibt viele Empfehlungen, aber keinen einzigen Beweis, dass Krankheitsschübe Folge von Ernährungs- bzw. „Diät“-Fehlern seien. Sie können sich durch eine Ihrer Krankheit angemessene Ernährung das Leben sehr erleichtern. Sie sollten auch bewusster essen, um nicht Ernährungsdefizite entstehen zu lassen. Aber Sie müssen sich bei einem neuen Schub keine Vorwürfe machen.

Ernährungsdefizite wurden bei Patienten mit Morbus Crohn und Colitis ulcerosa oft nachgewiesen, am ehesten für Eiweiß, Vitamin D, Folsäure, Eisen, Vitamin B_{12}, Zink, Magnesium, Kalium, Kalzium und Vitamin A (Häufigkeit in der genannten Reihenfolge).

Worauf sollte man achten, wenn der Dünndarm befallen ist bzw. wenn Teile des Dünndarms operativ entfernt wurden? 105

Fehlen Abschnitte des oberen Dünndarms, wird die Kalzium- und Eisenaufnahme kritisch, fehlt der Enddünndarm, wird die Aufnahme von Vitamin B_{12} und Gallensäuren verschlechtert (➡ Frage 38, ➡ Frage 40, ➡ Frage 86 und ➡ Frage 87). Wird Fett nicht verdaut, bildet es Kalkseifen und entzieht dem Körper zusätzlich Kalzium. Auch werden die fettlöslichen Vitamine (A,D,E,K) dann vermindert aufgenommen.

Wann sollten Vitamine u.ä. genommen werden? 106

Wenn Sie auf eine ausgewogene, frische, abwechslungsreiche Kost achten, sind spezielle Multivitaminpräparate oder -säfte überflüssig. Lediglich bei begründeten und nachgewiesenen Mangelzuständen müssen Vitamine zugeführt werden, dann aber ausreichend dosiert und in aller Regel parenteral (= mittels Spritzen oder Infusionen).

Was tun, wenn häufige oder plötzliche Durchfälle z.B. die Teilnahme an einer Feier oder einen Einkaufsbummel unmöglich machen? 107

Erproben Sie als darmberuhigendes Medikament Loperamid (z.B. Imodium®). Dieses Medikament stellt den Dickdarm für einige Stunden ruhig (= bremst den Darm), so dass er keine peristaltischen Entleerungsbewegungen ausführt, also auch kein Stuhldrang aufkommt. Auf die Stuhlkonsistenz oder auf die Darmentzündung hat dies keinen bessernden Einfluss. Aber wenn man dieses Medikament griffbereit hat und seine Wirkung kennt, kann man sich über sonst schwierige Situationen hinweg helfen. Die Wirkdauer einer Kapsel bzw. Tablette ist 2-4 Stunden, man kann 2 bis 4 mg Loperamid auch mehrmals am Tag oder vor dem Schlafengehen einnehmen. (➡ Frage 80)

Vorsicht: Bei Durchfällen infolge einer Nahrungsmittelvergiftung oder mancher bakteriellen Entzündung, die durch Giftstoffe ausgelöst werden, sind diese Medikamente nicht erlaubt, da sie die Entleerung der Giftstoffe verzögern.

108 Welche Rolle spielen „Genussgifte" (Rauchen, Alkohol, Kaffee)?

Zum Tabakrauchen sei auf die Fragen Nr. 25 - 28 verwiesen. Ein Zusammenhang zwischen Alkohol und den CED ist nicht erwiesen. Auf die Durchfallneigung wirken verschiedene alkoholhaltige Getränke unterschiedlich: Bier und Weißweine führen eher zu vermehrter Stuhlfrequenz, gerbsäurereiche Rotweine wirken stopfend. Coffein wie Teein (= im Schwarztee enthaltenes Coffein) fördern die Stuhlfrequenz und Blähungsneigung.

K. Fragen zur Psyche und Psychotherapie

Kann ein Krankheitsschub auch durch Stress oder Ärger ausgelöst werden? 109

Ja. In einer Erhebung bei 200 Patienten mit Colitis ulcerosa und Morbus Crohn an der Klinik Niederrhein (1990-93) gaben 53% an, dass einer stationären Behandlung besondere Belastungen vorangegangen seien in Arbeit und Ausbildung (36%), in Partnerschaft bzw. Familie (23%), wegen Trennung vom Partner (12,4%), wegen Tod (10%) oder Krankheit (9,5%) eines Angehörigen, durch Arbeitsplatzverlust (4,7%) oder Sonstiges (13%). Die Summe der Prozentzahlen ist wegen Mehrfachantworten höher als 100%.

Soll ich mich über meine Krankheit umfassend informieren? Lebe ich nicht unbeschwerter, wenn ich nicht alles weiß? 110

Wenn Sie diese Publikation lesen, werden Sie vermutlich an der einen oder anderen Stelle erschrecken. Denn hier erfahren Sie, welche Probleme und Komplikationen im Verlauf der Erkrankung auftreten können. Das macht Angst. Weil Angst ein sehr unangenehmes Gefühl ist, neigen wir dazu, Angst auslösende Situationen zu vermeiden. Möglicherweise verspüren deshalb auch Sie die Tendenz, nicht weiter zu lesen gemäß der Alltagsweisheit „was ich nicht weiß, macht mich nicht heiß“. Dabei ist die Angst einerseits ein sehr unangenehmes Gefühl. Andererseits aber ist sie positiv, weil sie dazu motiviert, sich selbstfürsorglich zu verhalten. Ein Leben ohne Angst ist kaum denkbar. Ohne sie würden wir uns ständig in Gefahr begeben. Kurzfristig gesehen ist es sicher der angenehmere Weg, Angst auslösende Informationen auszublenden. Das kann zunächst auch eine gute Strategie sein, um von der Angst nicht überflutet zu werden. Langfristig betrachtet aber können Betroffene, die umfassend informiert sind, besser mit ihrer Krankheit leben als diejenigen, die aus Angst eine Beschäftigung mit den Gefahren vermeiden. Wer eine Gefahr kennt, kann sich darauf vorbereiten und besser mit ihr umgehen. Dazu soll Sie dieses Werk befähigen.

Viele der Probleme, die hier der Vollständigkeit halber angesprochen werden, werden Sie gar nicht betreffen. Andere können Sie vermeiden, indem Sie den Empfehlungen dieses Buches folgen. Wenn dennoch ein Problem auftaucht, werden Sie nicht überrascht, sondern haben das Wissen darüber, was zu tun ist, und können damit umgehen. Eine gute Strategie, sich vor zu starker Angst zu schützen, ist daher, sich über die Wahrscheinlichkeit zu informieren, mit der ein unerwünschtes Ereignis eintreten und unbeherrschbar sein könnte. Vielleicht hilft es Ihnen auch, wenn Sie sich bewusst machen, wie Sie mit anderen Gefahren im Leben umgegangen sind bzw. umgehen. Die meisten setzen sich z.B. angstfrei ins Auto, obwohl sie genau wissen, dass man damit schwer verunglücken kann. Sie vermindern das Risiko, indem sie sich grundsätzlich auch auf kurzen Strecken anschnallen und einen defensiven Fahrstil pflegen. Andere sichern sich beim Klettern mit Seil und Haken, um im Fall des Falles aufgefangen zu werden. Ihr Seil und Ihre Haken sind Ihr Wissen über Ihre Krankheit und wie sie zu behandeln ist.

111 Ich werde mit der Krankheit und/oder den Folgen nicht fertig, bin oft traurig oder verzweifelt. – Wo finde ich Hilfe?

Jede chronische Krankheit ist für die Betroffenen nicht nur eine körperliche, sondern auch eine psychische Belastung. Wie wird der Verlauf sein? Werde ich mit der Erkrankung meinen Beruf ausüben können? Werde ich ein Stoma bekommen? Bin ich mit meiner Behinderung noch attraktiv für eine/n Partner/in? Solche Fragen drängen sich fast unweigerlich auf. Die Krankheit löst Befürchtungen und Zukunftsängste aus oder verändert das Selbstwerterleben. Weil plötzlich nicht mehr beherrschbarer Stuhldrang auftreten kann, sind CED-Betroffene eingeschränkt. Insbesondere während eines Schubes vermeiden sie Aktivitäten außer Haus wie Einkaufen, Ausgehen, Radfahren, Wandern oder in den Urlaub zu fahren. Dadurch reduzieren sich die Möglichkeiten für schöne Erlebnisse und die sozialen Kontakte. Aus der Forschung wissen wir, dass dies die besten Voraussetzungen dafür sind, depressiv zu werden.

Solche Probleme müssen Sie jedoch nicht allein bewältigen. Hilfe finden Sie bei Selbsthilfegruppen oder bei professionellen Berater/innen oder Therapeuten/innen. Die Adressen von psychologischen Ehe-, Familien- und Lebensberatungsstellen in Ihrer Nähe finden Sie im Telefonbuch oder im Online-Beratungsführer unter www.dajeb.de. Eine Liste von zugelassenen Psychotherapeuten können Sie von Ihrer Krankenkasse bekommen. Auf der Internetseite der Psychotherapeutenkammer Ihres Bundeslandes finden Sie in der Regel eine Suchfunktion, mit der Sie nach den Adressen von Psychologischen Psychotherapeuten mit Kassenzulassung suchen können.

Was ist der Unterschied zwischen psychologischer Beratung und Psychotherapie? 112

In der Praxis ist der Übergang von der Beratung zur Psychotherapie sicher fließend. Das eine lässt sich vom anderen nicht exakt abgrenzen. Beratung befasst sich aber eher mit der Suche nach Lösungen für Lebensfragen, z.B. Partnerschaftskonflikten, Erziehungsschwierigkeiten oder Ähnlichem, während Psychotherapie nur dann in Frage kommt, wenn eine psychische Störung diagnostiziert wurde. Das kann z.B. eine Anpassungsstörung, eine Angststörung oder eine depressive Episode sein. Nun sind CED-Betroffene körperlich und nicht psychisch krank. Die psychische Beeinträchtigung ist in der Regel eine Folge der Krankheit. Wenn sie Psychotherapie wünschen, muss aber leider eine psychische Störung angegeben werden. Nur dann kommt eine Behandlung in Frage. Bei einigen wird dies Angst vor Stigmatisierung als psychisch krank auslösen. In vielen Fällen wird diese Angst unbegründet sein, in anderen dagegen nicht. Psychotherapeuten stehen wie Ärzte unter Schweigepflicht. Sie dürfen Ihre Diagnose nur mit Ihrem Einverständnis weitergeben. In manchen Situationen, z.B. wenn Sie eine Lebensversicherung abschließen möchten, kommen Sie jedoch nicht darum herum, Ihre Behandler von der Schweigepflicht zu entbinden. Gemeinsam mit dem Psychotherapeuten kann man aber eine Diagnose wählen, die nicht oder wenig stigmatisierend ist. Dies kann z.B. „Psychologische Faktoren oder Verhaltensfaktoren bei andernorts klassifizierten Krankheiten“ (ICD-10: F54) oder eine „Anpassungsstörung“ (ICD-10: F43.2) sein. Gemeint ist damit, dass in Folge eines schwerwiegenden Lebensereignisses, wie es die Diagnose oder ein ungünstiger Verlauf der Krankheit darstellt, eine psychische Belastungsreaktion aufgetreten ist, die psychotherapeutisch zu behandeln ist.

Psychotherapie benötigt deutlich mehr Zeit als Beratung. Psychologische Berater/innen haben in der Regel ein Psychologiestudium absolviert. Psychotherapeuten benötigen darüber hinaus eine mehrjährige Therapieausbildung, die der eines Facharztes entspricht, bevor sie die Erlaubnis bekommen, Psychotherapie durchzuführen.

Verhaltenstherapie oder tiefenpsychologische Psychotherapie – was ist besser für mich? 113

Es gibt viele verschiedene psychotherapeutische Schulen, die unterschiedliche Ursachentheorien und Behandlungsmethoden haben. Als wissenschaftlich anerkannt gelten in Deutschland die von Sigmund Freud begründete Psychoanalyse und die aus der psychologischen Forschung heraus entwickelte Verhaltenstherapie. Psychotherapeuten sind in der Regel entweder nach der einen oder der anderen Methode ausgebildet worden und behandeln nach deren Prinzipien. Wenn Sie sich um einen Therapieplatz bemühen, fragen Sie die/den Therapeutin/en, ob sie/er tiefenpsychologisch oder verhaltenstherapeutisch orientiert ist, um zu erfahren, mit welcher Behandlungsmethode Sie zu rechnen haben. In einer tiefenpsychologischen Psychotherapie wird man sich vor allem mit Ihrer Lebensgeschichte befassen und nach Grundkonflikten aus Ihrer Kindheit suchen. Die Verhaltenstherapie macht eher Lernprozesse und dysfunktionale Denkmuster für Ihre Probleme verantwortlich, die sie zu verändern sucht.

Psychoanalyse und Verhaltenstherapie haben sich beide in wissenschaftlichen Untersuchungen als wirksam erwiesen. Möglicherweise ist es gar nicht die Methode, die wirkt, sondern die therapeutische Beziehung. Daher kommt es vor allem darauf an, dass Sie zueinander passen. Die ersten fünf Therapiesitzungen sind deshalb probatorische Sitzungen, in denen Sie herausfinden können, ob „die Chemie stimmt". Wenn Sie sich in einer therapeutischen Beziehung unwohl fühlen, sprechen Sie das bitte offen an. Jede/r Therapeut/in wird dafür dankbar sein und Sie auch weitervermitteln, wenn Sie zu dem Ergebnis kommen, dass Sie mit ihr oder ihm „nicht können".

114 Aus Angst, keine freie Toilette zu finden, gehe ich nicht mehr aus dem Haus. Kann mir ein/e Psychotherapeut/in mit diesem Problem helfen?

Diese Angst ist unter CED-Betroffenen sehr verbreitet. Sie ist auch verständlich, weil es sehr peinlich wäre, in der Öffentlichkeit die Kontrolle über seinen Stuhlgang zu verlieren. Diese Sorge ist begründet. Viele an Morbus Crohn oder Colitis ulcerosa Erkrankte benötigen in kurzer Zeit eine freie Toilette, sobald sie Stuhldrang verspüren, da sie den Stuhl nicht so lange halten können wie Gesunde. Fatal daran ist, dass die Angst das Problem noch verstärkt. „Schiss" vor etwas haben oder „sich vor Angst in die Hose machen", mit diesen bildhaften Formulierungen drückt unsere Sprache den Zusammenhang zwischen Angst und Stuhlgang sehr gut aus. Wer Angst hat, in einem Lebensmittelsupermarkt ohne Kundentoilette nicht aufs Beschäftigten-WC gelassen zu werden oder vor der Kasse in einer längeren Warteschlange stehen zu müssen und das Geschäft nicht verlassen zu können, bekommt schon beim bloßen Gedanken daran Stuhldrang. Bei manchen Betroffenen genügt allein die rote Anzeigelampe im Zug oder Flugzeug, dass das WC besetzt ist, um Stuhldrang auszulösen, weil sie sich automatisch das Schlimmste vorstellen, das passieren kann. Daher ist es naheliegend, sich vor dem Ausgehen durch mehrfachen Toilettengang abzusichern oder solche Situationen vollständig zu vermeiden. Wer sich der Gefahr nicht aussetzt, bekommt auch keine Angst. Vermeidungsverhalten löst das Problem aber nur scheinbar. Wer Angstsituationen vermeidet, macht nie die Erfahrung, dass er die Situation bewältigt und die gefürchteten Konsequenzen gar nicht eintreten. Er verliert das Selbstvertrauen. Die Angst nimmt zu statt ab. Durch den Rückzug in die eigenen vier Wände fehlt darüber hinaus die Teilhabe am sozialen Leben. Es besteht die Gefahr, durch Vereinsamung und Erlebnisarmut depressiv zu werden.

Sicher hilft das Benutzen von Vorlagen oder Loperamid (➡ Frage 58 und ➡ Frage 107). Wenn die Angst vor einer peinlichen Situation in der Öffentlichkeit bei Ihnen aber sehr stark ist und Sie deswegen kaum noch in die Öffentlichkeit gehen, kann Ihnen ein/e Psychotherapeut/in helfen. Man kann mit Ihnen gemeinsam herausarbeiten, wie realistisch Ihre Befürchtungen sind. Eine Veränderung Ihrer Einschätzung der Gefahr führt zu einer Verminderung Ihrer Angst. Man kann mit Ihnen darüber hinaus im Rollenspiel üben, selbstsicher aufzutreten und sich in Konfliktsituationen durchzusetzen. Da Entspannung und Angst unvereinbar sind, können Sie ein Entspannungstraining lernen, das Sie gegen Ihre Angstgefühle einsetzen können.

Auf welchem Wege kann ich die Hilfe eines Psychotherapeuten erhalten? 115

Sie fragen zunächst Ihren Hausarzt. Hat dieser keinen Rat oder reagiert er eher ablehnend oder beschwichtigend, können Sie sich bei Ihrer Krankenkasse erkundigen. Auch die Selbsthilfegruppen und die psychosozialen Beratungsstellen vermitteln Sie weiter.

Seien Sie einerseits hartnäckig, aber bringen Sie auch Geduld mit. Weil sich eine psychotherapeutische Behandlung in aller Regel über längere Zeit hinzieht, müssen Sie mit einer mehrmonatigen Wartezeit rechnen, bevor Sie einen Therapieplatz bekommen.

Welche Form kann diese Hilfe haben? 116

Beratungs-Einzelgespräche, Einzeltherapie, Paartherapie, Familientherapie, Gruppentherapie, verschiedene Formen der Entspannungstherapie, Musik- und Kreativtherapie u.a.

Muss ich eine Psychotherapie selber bezahlen? 117

In aller Regel nein. Psychologische Beratungsstellen werden von gemeinnützigen Organisationen (z.B. Caritas, Diakonie) oder von den Kommunen finanziert. Die Beratung dort ist in der Regel kostenlos oder zu einem sozial verträglichen Unkostenbeitrag erhältlich. Wenn die Notwendigkeit festgestellt wurde und der/die Therapeut/in eine Zulassung zur kassenärztlichen Versorgung hat, ist Psychotherapie Teil der Krankenbehandlung und gehört damit zum Leistungskatalog der Krankenversicherung. Während einer Medizinischen Rehabilitation ist sie auch selbstverständlicher Bestandteil dieser Form der Behandlung.

118 Mein Partner/meine Partnerin kann meine Erkrankung nicht akzeptieren. – Was kann ich tun?

Vor allem: Mit Ihrem Partner/Ihrer Partnerin über Ihre Erkrankung und Ihre Sorgen sprechen. Nicht selten ist jedoch Starthilfe von außen gefragt. Sprechen Sie zunächst mit Ihrem Hausarzt darüber. Vielleicht kann er in einem Gespräch mit Ihrem Partner/Ihrer Partnerin dessen/deren Sorgen und Befürchtungen erfahren und zur Klärung beitragen. Eine weitere Anlaufstelle kann eine Familienberatungsstelle der verschiedenen caritativen Dienste sein (Caritas, Diakonisches Werk, Arbeiterwohlfahrt u.a.). Auch Ihre Selbsthilfegruppe kann Ihnen womöglich weiterhelfen.

Im ersten Schritt müssen Sie aus sich herauskommen – vielleicht fällt Ihrem Partner/Ihrer Partnerin der entsprechende Schritt dann auch leichter.

L. Fragen zur operativen Behandlung

Wann muss, wann sollte bei der Colitis ulcerosa operiert werden 119

- Wenn die medikamentöse Behandlung erfolglos ist.
- Wenn eine schwere Blutung durch die medikamentöse Behandlung nicht zu stillen ist (sehr selten).
- Wenn sich eine Verengung oder ein Abszess gebildet hat (selten).
- Wenn Stuhlinkontinenz anders nicht zu behandeln ist (selten).
- Wenn es zu einer akuten Darmlähmung („toxisches Megakolon") gekommen ist (sehr selten!).
- Wenn die Krankheit den ganzen Dickdarm befällt, über viele Jahre nicht ganz zur Ruhe kommt und man die Entwicklung eines Dickdarmkrebses befürchten muss (häufigster Grund).
- Wenn schwere Dysplasien in der Schleimhaut gefunden werden, insbesondere auch in nicht akut entzündeten Schleimhautarealen, die Fachabkürzung hierfür lautet DALM
- Wenn ein Dickdarmkrebs festgestellt wurde (zum Glück eher selten).

Wann muss, wann sollte beim Morbus Crohn operiert werden? 120

- Wenn die medikamentöse Behandlung nicht ausreichend wirkt (nicht so selten).
- Wenn eine Engstelle (Stenose) anhaltende Beschwerden macht, evtl. eine Fistel unterhält und medikamentös oder endoskopisch nicht erfolgreich behandelbar ist (nicht selten).
- Wenn eine Engstelle (Stenose) zu einem Darmverschluss geführt hat (dringliche OP!)
- Wenn Fisteln zu anhaltenden Beschwerden führen (➡ Frage 40g und ➡ Frage 49), die ableitenden Harnwege erreicht haben (➡ Frage 42e und ➡ Frage 53) oder sich ein Abszess gebildet hat (➡ Frage 50).
- Wenn es zu einem Darmdurchbruch (Perforation) gekommen ist (selten).
- Wenn Stuhlinkontinenz anders nicht zu behandeln ist (eher selten).
- Wenn eine schwere Blutung durch die medikamentöse Behandlung nicht zu stillen ist (noch seltener als bei der Colitis ulcerosa).
- Wenn es zu einer akuten Darmlähmung („toxisches Megakolon") gekommen ist (sehr selten!).

121 Mit welcher Wahrscheinlichkeit kommt auf mich als Morbus Crohn-Patient eine Bauchoperation zu?

In einer größeren Untersuchung hat sich gezeigt, dass im ersten Krankheitsjahr 33% der Patienten operiert wurden. – Diese recht hohe Zahl beinhaltet, dass *vor* Kenntnis der Diagnose viele Patienten unter anderem Verdacht operiert wurden [Appendizitis („Blinddarmentzündung"), Eileiterentzündung, Bauchfellentzündung, Darmverschluss, (➡ Frage 15)]. – Nach 10 Jahren waren 45% der Patienten nicht operiert, 42% einmal und 13% zweimal operiert worden.

122 Wie wird beim Befall von Dünndarmabschnitten operiert?

Möglichst „sparsam". Es werden nur die Dünndarmabschnitte entfernt, die unwiederbringlich stark verändert, mit den Nachbarorganen oder dem Entzündungsgewebe verwachsen sind. Kurzstreckige Engstellen (= „Stenosen") werden mittels „Strikturoplastik" wieder erweitert (= längs spalten, quer vernähen).

123 Wie wird beim Befall des Dickdarms operiert?

- Je nach Grund unterschiedlich:
- Bei allen Notoperationen wird die Ursache der Komplikation beseitigt, der Eingriff aber nicht unnötig ausgedehnt.
- Bei einer medikamentös nicht besserbaren Dickdarmentzündung mit Totalbefall, oder bei Hinweisen auf ein erhöhtes Krebsrisiko, wird der ganze Dickdarm entfernt (= Kolektomie)
- Dabei wird möglichst versucht den Schließmuskel zu erhalten. Selbst wenn vorrübergehend ein künstlicher Darmausgang angelegt werden muss, versucht man einen kleinen Enddarmstumpf zu erhalten. An ihn kann später der Dünndarm wieder angeschlossen werden, für eine bessere Reservoirfunktion kann durch J-förmige Doppelung des Dünndarmes ein sogenannter J-Pouch sorgen.
- Bei starken und nicht besserbaren Entzündungen von Dickdarmabschnitten werden diese Abschnitte entfernt.
- Beim häufigen Befall des Endileums und von Teilen des rechten Kolons beim Morbus Crohn wird eine „Ileumresektion mit Hemikolektomie rechts" (= Enddünndarmentfernung mit Entfernung des halben rechten Dickdarms) durchgeführt. Die Nahtstelle kommt dann in den rechten Oberbauch zu liegen. Trotz des Namens ist meist nicht die „Hälfte" des Dickdarms entfernt, sondern weniger.

Wann ist mit der Anlage eines künstlichen Darmausgangs zu rechnen? 124

a) vorläufig, vorübergehend und vorsorglich (= „passager“)
Wird notfallmäßig operiert, wird eine schwierige Darmverbindung während der Operation hergestellt, die nicht durch Druck von innen oder vorbeiströmenden Stuhlgang belastet werden darf, legt der Chirurg oberhalb des gefährdeten Darmabschnitts einen künstlichen Darmausgang (meist als doppelläufiges Stoma) an. Dieser kann ein Ileostoma sein (Ausleitung des Dünndarms), eine Ausleitung in Höhe des Blinddarms (Zökalfistel) oder im weiteren Verlauf des Dickdarms (Kolostoma). Nach Ausheilen der gefährdeten Stelle wird ein solches „passageres“ Stoma nach zumeist 3 (2-6) Monaten wieder rückverlagert = verschlossen. Bei diesem zweiten Eingriff handelt es sich meistens um eine kleine Operation.

b) endgültig
Sind Enddarm und After stark entzündlich (mit-)befallen, so dass sie bei einer Entfernung höherer Darmabschnitte oder bei einer Dickdarmentfernung (Kolektomie) mit entfernt werden müssen, wird der verbleibende unterste Darmabschnitt an der Bauchhaut ausgeleitet (meist als endständiges Stoma). Je nachdem, ob es sich hierbei um Dünndarm (Ileum) oder Dickdarm (Kolon) handelt, spricht man von einem *Ileo-* oder *Kolostoma.* Eine solche Situation ist endgültig und bleibt zeitlebens bestehen. (➡ Kapitel M)
Die Anlage eines Stomas kann auch aus symptomatischen Gründen, d.h. bei sonst nicht anders behandelbaren Beschwerden des Verdauungsapparates erfolgen. Oft sind dies ausgeprägte Verwachsungsbeschwerden oder rezidivierenden Fistelbildungen oder schwergradige Stuhlinkontinenz infolge Schließmuskelschädigung. Ob aus einem solchen, vielleicht an sich rückverlegbaren Stoma ein dauerhaftes wird, liegt dann unter Umständen auch am Wunsch des Betroffenen bzw. dem weiteren Verlauf der Erkrankung.

Wann ist die Entfernung des Dickdarms (Kolektomie) anzuraten? 125

a) Wenn die medikamentöse Behandlung erfolglos ist.
Das ist zwar selten der Fall, kann den Betroffenen aber manchmal von viel Leiden im Alltag befreien. Bei einer Colitis ulcerosa entschließt man sich hierzu häufiger als beim Morbus Crohn.

b) Wenn es zu einer plötzlichen (akuten) Darmlähmung („toxisches Megakolon“) gekommen ist.
Dank der heutigen Behandlungsmöglichkeiten kommt das nur noch selten vor. Auch ist nicht in jedem Fall die Kolektomie erforderlich. Die Entscheidung fällt der Chirurg während einer solchen Notoperation.

c) Wenn die Krankheit den ganzen Dickdarm befällt, über viele Jahre nicht ganz zur Ruhe kommt und ein Dickdarmkrebs nachgewiesen wird oder zu befürchten ist.
Das ist heute der häufigste Grund. Wurde bereits bei einer chronisch entzündlichen Darmerkrankung ein Dickdarmkrebs nachgewiesen oder finden sich wiederholt verdächtige Veränderungen (= „schwere Dysplasien") bei der koloskopischen Kontrolle, sollte man den Dickdarm entfernen.

126 Was ist ein „ileoanaler Pouch"?

Eine operative Reservoirbildung des untersten Dünndarmabschnitts, der nach Entfernung des gesamten Dickdarms mit dem natürlichen After verbunden wird. Dabei wird während der Operation der Schließmuskel des Afters geschont und erhalten. Die Tasche (der „Pouch") soll das Sammeln größerer Mengen von Dünndarmstuhl ermöglichen, damit die Stuhlentleerungsfrequenz zumutbar bleibt.

127 Ist durch eine Pouchoperation der künstliche Darmausgang (Anus praeter, Stoma) vermeidbar? Ist dieses Verfahren generell zu empfehlen?

Nein und Ja: Bei der Operation, bei der der Ileumpouch angelegt wird, wird gleichzeitig vorsorglich ein Ileostoma angelegt, zum Schutz der Operationsnähte. Nach einigen Monaten, wenn auch die inneren Operationswunden geheilt sind, kann bei gut erhaltener Schließmuskelfunktion des Afters ein solches Ileostoma wieder rückverlagert (= verschlossen) werden.

- Die Anlage eines Ileumpouchs setzt gute Heilungschancen zwischen dem Dünndarm und dem After voraus. Bestehen starke entzündliche Veränderungen in dieser Körperregion oder gar Fisteln, sind die Voraussetzungen für die Anlage eines Pouches nicht gegeben. Es würde vorhersehbar Komplikationen geben.
- Bis zur Rückverlagerung des Ileostomas sollten mehrmals täglich Übungen zur Stärkung des Beckenbodens und zum Erhalt der Schließmuskelfunktion in Eigenregie durchgeführt werden. Trotzdem kann es, insbesondere zu Beginn, zu einer Stuhlinkontinenz kommen. Neben dem erhöhten Volumen des Dünndarmstuhls ist auch die flüssige Zusammensetzung schwieriger zu kontrollieren. In der Mehrzahl der Fälle ist aber nach mehreren Monaten eine deutliche Verbesserung der Stuhlregistrierung und -kontinenz zu beobachten.

Welche Komplikationen bergen die Operationen? 128

Bei allen Darmoperationen fürchtet man die Undichtigkeit von operativ angelegten Nähten, die zu einer Entzündung des umgebenden Gewebes führen. Beim Morbus Crohn fürchtet man zusätzlich, dass von solchen Nahtstellen wieder neue Fisteln ausgehen (➡ Frage 49). Seltener können solche Nahtstellen auch Blutungen verursachen. Bei Operationen am Enddarm (einschließlich einer Kolektomie und einer Pouch-Operation) können Komplikationen an den Harnwegen (Harnblase, Harnleiter), den weiblichen Geschlechtsorganen (Gebärmutter, Eierstöcke, Eileiter, Scheide) und bzgl. der Sexualfunktionen (sexuelle Erregbarkeit, Erektionsstörungen) auftreten. Schließlich gibt es allgemeine Narkose- und Operationsrisiken.

Das soll Sie nicht abschrecken und ängstigen. Bei jeder geplanten Operation müssen der Chirurg und der Anästhesist alle Risiken mit Ihnen vorher besprechen, und Sie können selbst abwägen, ob Sie diese zugunsten einer Beschwerdelinderung auf sich nehmen können und wollen.

In welcher Klinik soll ich mich operieren lassen? 129

In einer Klinik, in der Sie sich gut aufgehoben fühlen, in der man Sie vielleicht schon kennt, in der man Erfahrung auch mit chronisch entzündlichen Darmerkrankungen hat. Ggf. können Sie Ihr Hausarzt, Ihr Gastroenterologe oder auch Ihre Selbsthilfegruppe beraten.

Sie sollten weder auf Koryphäensuche gehen, noch auf einer Behandlung im Krankenhaus um die Ecke bestehen.

Schließlich spielt eine Rolle, wie dringlich die Operation ist (Notoperation?) und was operiert werden soll. Eine Kolektomie mit Pouchanlage (➡ Frage 125 und ➡ Frage 126) sollte schon ein Spezialist durchführen.

Ist durch die Operation eine Heilung zu erzielen? 130

Mit einer Ausnahme: Nein.
Die Ausnahme bildet die Entfernung des gesamten Dickdarms (Kolektomie) bei der Colitis ulcerosa.

Bei diesem Eingriff wird der gesamte Dickdarm einschließlich der Rektumschleimhaut bis zum Analkanal unter Erhalt des Schließmuskels entfernt. Das Ileum wird dann an den Anus angeschlossen, wobei aus einer Duplikatur ein sogenannter Pouch (➡ Frage 126) als Reservoir für den Dünndarmstuhl gebildet wird. Damit wird die Stuhlkontinenz meistens erhalten, wobei die großen Dünndarmstuhlmengen und die meist flüssige Dünndarmstuhlbeschaffenheit problematisch werden können. Auch das rechtzeitige Bemerken einer bevorstehenden Stuhlentleerung kann gestört sein. Somit kann der Eingriff zwar die Colitis ulcerosa heilen, es bleiben aber oft, wenn auch vergleichsweise geringe, Einschränkungen in den Aktivitäten des täglichen Lebens bestehen, die sich im Nachhinein betrachtet jedoch oft als das für die Betroffenen geringere Übel darstellen. Eventuell vorhandene extraintestinale Manifestationen lassen sich mit der Kolektomie leider nicht beeinflussen.

M. Fragen zum künstlichen Darmausgang („Stoma“)

Ich komme mit den Begriffen durcheinander: Künstlicher Darmausgang, Anus praeter, Kolostoma, Ileostoma – Ist das alles dasselbe? 131

„Stoma“ (griech.) bedeutet Mund bzw. Öffnung. Gemeint ist „Mündung“ = künstlicher Ausgang. Der Zusatz beschreibt, was dort ausgeleitet wurde: Dickdarm („Kolo“-Stoma), Dünndarm („Ileo“-Stoma) oder auch ein Harnleiter („Uro“-Stoma) oder die Luftröhre („Tracheo“-Stoma). Anus (= After) „praeter(naturalis)“ ist der an einem *„außernatürlichen“* Ort gelegene After, ohne dass unterschieden ist, ob es sich um Dick- oder Dünndarm handelt. Dieser Begriff ist eigentlich veraltet und ungenau, da ja nicht der After, d.h. der Schließmuskel, sondern nur die Darmmündung verlegt wird.

Bekommt jeder Patient mit Morbus Crohn oder Colitis ulcerosa irgendwann einen künstlichen Darmausgang? 132

Nein. Bei den an der Klinik Niederrhein genau befragten und untersuchten 200 Patienten waren es 15%, wobei die Anlage eines Stomas ja oft ein Grund für die anschließende Rehabilitationsbehandlung ist. Eine für Deutschland repräsentative Zahl müsste niedriger liegen.

Kann ein künstlicher Darmausgang (Stoma) wieder zurückverlegt werden? 133

Ja, wenn es sich um ein vorsorglich (vorübergehend = „passager“) angelegtes Stoma handelt (➡ Frage 124a).

Welche Dinge kann ich nicht mehr tun, wenn ich einen künstlichen Ausgang (ein Stoma) bekomme? 134

Kaum etwas. Die einzige notwendige Einschränkung besteht für das Heben und Tragen schwerer Lasten (8 – 10 kg), da die Anlage des Stomas zwangsläufig eine künstliche Lücke im Muskelgefüge der Bauchwand bedingt. Diese Schwachstelle könnte sich bei starker Bauchpresse aufweiten und einen

„Bruch" (➡ Frage 147) oder einen Vorfall des Darmes (➡ Frage 143) begünstigen. Die Benutzung von öffentlichen Schwimmbädern und Saunen ist selbstverständlich möglich.

Arbeiten mit besonderem Schmutz, evtl. auch körperliche Arbeit bei starker Hitze, Nässe o.ä. sind wegen der Gefahr der Plattenablösung und der Hautreizung nicht mehr zumutbar, ebenso der Einsatz an Arbeitsplätzen, an denen eine abgeschlossene Toilette fehlt.

135 Kann ich als Stomaträger mit meinem Partner/meiner Partnerin noch normalen Verkehr haben?

Ja. Operationen am Enddarm und im kleinen Becken (= unterer Teil des Beckens) können allerdings die Sexualorgane und die sexuelle Empfindung beeinträchtigen (➡ Frage 128). – Das ist jedoch nicht Folge der Stomaanlage.

Freilich ist es genauso wenig für Sie wie für Ihren Partner/Ihre Partnerin einfach, sich an Ihr Stoma zu gewöhnen. Lassen Sie sich wechselseitig Zeit, sich damit vertraut zu machen, versuchen Sie nicht, die verlorene „Normalität" zu erzwingen. Eine neue Normalität wird sich langsam und ganz allmählich einstellen. Versuchen Sie, über Ihre Ängste und Schwierigkeiten mit Ihrem Partner zu reden.

136 Wo kann ich Hilfe erhalten, wenn ich mich mit meinem Stoma nicht abfinden kann?

Die Selbsthilfevereinigung für Stomaträger ist die Deutsche ILCO. Diese ist sowohl überregional als auch regional sehr gut organisiert (➡ Frage 218). Bereits vor einer geplanten Stomaanlage, aber natürlich auch bei späteren Sorgen können Sie dort Rat suchen.

137 Wie lange dauert es, bis man sich an ein Stoma „gewöhnt" hat?

Das ist so unterschiedlich, wie wir Menschen sind.

Es gibt Stomaträger, die zeigen bereits nach wenigen Monaten begeistert und erleichtert ihr Stoma und empfehlen es anderen CED-Kranken weiter. – Das sind meist Menschen, die vorher von ihrer Krankheit sehr gequält waren und sich „erlöst" erleben.

Es gibt aber auch Betroffene, die zwar ebenfalls durch Kolektomie und Stomaanlage Erleichterung erfahren haben, ihr Stoma aber noch nach vielen Jahren der Gewöhnung als „pervers" erleben.

Was ist „Irrigation"? 138

Die geplante regelmäßige Entleerung des Dickdarms über das Kolostoma oder den After (anale Irrigation) mittels einer Wasserspülung.

Da der irrigierende Stomaträger damit zur gewohnten und geplanten Zeit seinen (Rest-) Dickdarm entleert hat, kann er für den Rest des Tages das Stoma mit einer kleinen Kappe (ohne Beutel) verschließen. Die anale Irrigation kann die Lebensqualität auch bei anderweitig nicht mehr zu verbessernder Stuhlinkontinenz deutlich steigern.

Kann jeder Stomaträger die Irrigation erlernen? 139

Nein. Voraussetzungen sind

- ein *Kolo*stoma, dem noch genügend Dickdarm vorgeschaltet ist (linksseitiges Kolostoma),
- eine partielle Koloskopie durch das Stoma zum Ausschluss von Kontraindikationen
- Beutelentleerungen mit festem bis breiigem Stuhlgang,
- ein regelmäßiger Tagesrhythmus und
- Zeit für die Irrigation.

Für alle Ileostomaträger scheidet Irrigation aus, ebenso für alle Patienten mit Durchfall, mit entzündlichen Schleimhautveränderungen im Kolon, mit häufigen Schüben, Fisteln oder parastomalen Hernien (Stomabrüchen). Leider kommt somit die Irrigation für nur wenige CED-Betroffene mit Stoma in Frage.

Wie häufig muss der Auffangbeutel gewechselt oder geleert werden? 140

Auch das hängt davon ab, wo das Stoma angelegt wurde und was sich dort entleert, ob ein Schub vorliegt oder eine andere Ursache für Durchfall (➡ Frage 40). Der Stuhl wird im normal arbeitenden Dickdarm zunehmend eingedickt, da können 1 bis 2 Beutelwechsel täglich am Kolostoma ausreichend sein. Aus einem Ileostoma oder einer Coekalfistel entleeren sich anfangs 4 Liter Dünndarmstuhl pro Tag. Da ist ein Ausstreichbeutel sinnvoll, den man nicht jedes Mal wechseln muss.

141 Wer bezahlt mir die ganzen Platten, Beutel und Hilfsmittel?

Ihre Krankenversicherung.

142 Hat ein Ileostoma-Träger besondere Probleme?

Ja. Der Stuhl ist viel mehr, flüssiger und unterläuft dadurch eher die Klebefläche. Er ist aggressiver, d.h. er greift die Haut schneller an. Deshalb ist eine gute Versorgung besonders wichtig.

Die Aggressivität des Ileumstuhls kann z.B. durch Colestyramin deutlich gelindert werden (➡ Frage 87).

143 Wie weit darf sich der Darm beim Pressen herausschieben?

Wenige cm. Dieses „Sich-Herausschieben“ nennt man *Prolaps*. Die Schleimhaut ist im Vergleich zur Haut hochrot, nach längerem Pressen sogar dunkelrot – das ist normal. Kleinere Prolapse schlüpfen im Liegen von selbst zurück, größere muss man – vorsichtig und langsam! – durch Umgreifen mit einer weichen feuchten Mullkompresse mit den Fingern zurückdrücken. Die Beutelversorgung sollte dann im Liegen erfolgen. Wenn aber der Prolaps anschließend durch das Aufrichten, durch Husten oder Niesen erneut erscheint, die Beutelversorgung erschwert oder eine Länge von mehr als 5 cm bekommt, ist eine Operation mit Neuanlage des Stomas ratsam.

144 Was ist, wenn ich Blut am Stoma beobachte?

Ernstnehmen, aber kein Grund zur Panik! Die Oberfläche des Stomas ist von *Schleim*haut gebildet; diese hat keine derbe Schutzhaut (Hornschicht), wie wir das von der Haut oder selbst an den Lippen kennen; sie ist also viel leichter verletzlich. Aber die Stomahaut kann natürlich auch bei einer erneuten Schleimhautentzündung („Schub“) mitmachen. Es können sich auch am Stoma kleine Geschwülste („Polypen“) bilden, die man entfernen sollte. – Wenn Sie also für Sie unerklärlich Blut am Stoma beobachten, zeigen Sie es einer/m erfahrenen Stomatherapeutin/en oder Ihrem Arzt bzw. Ihrer Ärztin.

Bei mir entzündet sich immer die Haut um das Stoma. – Was mache ich? 145

Was ist der Grund? Ist die Öffnung in der Basisplatte zu groß? Benutzen Sie zur Hautreinigung zu aggressive Lösungen (Benzin, Äther)? Benutzen Sie Enthaarungscremes? Sind um das Stoma Falten oder Narben, die schwer abgedeckt werden können? Entzünden sich Haarbälge um das Stoma (Eiterpickel)? Reagieren Sie vielleicht allergisch auf die Klebefolie oder auf Konservierungsmittel? – Lassen Sie sich von einer/m Stomatherapeutin/en beraten!

Wenn mein Stoma mit der Zeit zu eng wird? 146

Das ist nicht selten, aber meistens harmlos: Der im Stoma endende Darm ist in die Bauchwand eingenäht. Diese chirurgische Naht muss heilen, das heißt auch vernarben, und Narben haben die Tendenz zu schrumpfen. Je mehr Wunden heilen müssen, je enger die Öffnung geschnitten war, umso größer ist diese Tendenz. Je weicher oder flüssiger der Stuhlgang ist, umso weniger wird das Stoma von innen gedehnt. Dieses regelmäßige Dehnen kann man selbst mit dem Finger übernehmen (mit einem Latex-Fingerling und Gleitpaste) oder mit ganz glatten Dehnungsinstrumenten aus Kunststoff oder Metall (Dehnungsstifte, sog. Savary-Stifte). – Lassen Sie sich hierzu beraten und das Dehnen („Bougieren") erklären und zeigen.

In manchen Fällen kann auch die Dehnung mit einem Dehnungsballon versucht werden. Bringt dies keinen hinreichenden Erfolg ist meistens eine operative Korrektur erforderlich.

Welche Komplikationen gibt es denn insgesamt bei einem Stoma? 147

Außer den schon genannten (Prolaps, Blutung, Hautrötungen bzw. -entzündungen, Verengung, Fragen 141 - 145) sind die Bruchbildung („Hernie") und ein Zurückziehen unter Hautniveau (Schrumpfung, „Retraktion") zu nennen. Bei beidem ist die Operation mit Neueinpflanzung des Stomas meist die beste Lösung. – Beraten Sie sich mit Ihrer/m Stomatherapeutin/en und Ihrer/m Chirurgin/en. Auch wenn das Wort „Operation" bei den Fragen nach den Stomakomplikationen so häufig auftauchte, ist es doch nur ein ganz kleiner Prozentsatz aller Stomaträger, der wirklich hieran noch einmal operiert werden muss, und es handelt sich zumeist um eine „kleine" Operation.

148 Muss ich als Stomaträger meine Ernährung umstellen?

Muss? – Nein.
Sollte? – Eher ja.

Bei einem Kolostoma mit viel vorgeschaltetem gesundem Dickdarm ist der Stuhl i.d.R. geformt. Dann wird man lediglich Durchfall verursachende Speisen und Getränke meiden. Je mehr Dickdarm fehlt oder entzündet ist, oder bei einem Ileostoma wird der Stomaträger meistens auf blähende und treibende Nahrungsmittel verzichten (➡ Frage 95, ➡ Frage 101 und ➡ Frage 103a).

N. Fragen zum Krebsrisiko

Ist das Krebsrisiko bei Colitis ulcerosa erhöht? 149

Grundsätzlich ja, und zwar in Abhängigkeit von der Erkrankungsdauer, der entzündlichen Aktivität und dem Befallsmuster. Je ausgedehnter der entzündete Dickdarmbereich und je länger die Erkrankung besteht, desto mehr nimmt das Risiko an einem Dickdarmkrebs zu erkranken, für die Betroffenen zu. Die Leitlinien der Deutschen Gesellschaft für Verdauungs- und Stoffwechselerkrankungen (DGVS) sehen vor, dass Patienten mit Pancolitis (Entzündung des gesamten Dickdarmes) nach 8-jähriger Krankheitsdauer jährlich eine Überwachungskoloskopie erhalten sollen, bei Linksseitenbefall/distalem Befall wird eine solche nach 15-jähriger Krankheitsdauer empfohlen.

Bei der *Koloskopie* gefährdeter Patienten wird der Arzt viele (>20) Gewebeproben (= „Biopsien“) aus allen Dickdarmabschnitten entnehmen. Hieran kann der Pathologe mikroskopisch vorzeitig erkennen, ob bei diesem Betroffenen in der Schleimhaut eine auffällige Unordnung der Zellteilung beginnt, die sich zum Krebs entwickeln könnte (= „schwere· Dysplasie“). Diesen Patienten wird man engmaschige Kontrollen oder möglicherweise bereits eine operative Entfernung des Dickdarms (= Kolektomie) empfehlen. Durch neue endoskopische Techniken wie das sogenannte „narrowband imaging“ oder das Einfärben verdächtiger Schleimhautbereiche („Chromoendoskopie“) während der Koloskopie und zukünftig auch endomikroskopische Untersuchungen lässt sich die diagnostische Sicherheit der Krebsfrüherkennungskoloskopien glücklicherweise stetig verbessern.

Besteht eine (spezielle) Entzündung der Gallengänge (= „primär sklerosierende Cholangitis“), muss man an ein erhöhtes Krebsrisiko an den Gallengängen denken. Bei begründetem Verdacht kann dies ein Grund zur Lebertransplantation sein.

Eine wichtige und beruhigende Nachricht: Das Risiko, am Darmkrebs zu sterben, ist für den Colitis-Patienten geringer als beim durchschnittlichen Darmkrebspatienten, vermutlich, weil er in besserer endoskopischer Überwachung ist und damit oft in einem frühen und damit prognostisch günstigen Tumorstadium operiert werden kann.

150 Ist das Krebsrisiko bei Morbus Crohn erhöht?

Ja, aber nicht so eindeutig wie bei der Colitis ulcerosa. Das Risiko, ein Dickdarmkarzinom zu entwickeln, ist bei Patienten mit reinem Ileumbefall generell nicht wesentlich höher als in der Normalbevölkerung. Es steigt aber deutlich an, wenn zusätzliche Risikofaktoren hinzukommen wie beispielsweise ein ausgedehnter Kolonbefall. So ist das Risiko, an Dickdarmkrebs oder an einer anderen bösartigen Geschwulst der Verdauungsorgane zu erkranken, bei dieser Konstellation gegenüber der Normalbevölkerung dann ca. 4,4-fach erhöht. Dieses Risiko steigt ab dem 5. Jahr nach Feststellung des Morbus Crohn ganz allmählich an. Gefährdet sind vor allem Patienten mit langjähriger Krankheitsdauer, einem Erkrankungsbeginn im frühen Lebensalter und ausgedehntem Dickdarmbefall (Vorsorge-Empfehlungen ➡ Frage 152).

151 Woran liegt die Erhöhung des Krebsrisikos?

Obwohl die Krebsentstehung ein sehr komplexes Geschehen ist und in vielen Aspekten noch nicht gut verstanden wird, scheint es jedoch durch die Erkenntnisse der Molekularbiologie klar zu werden, dass chronische Entzündungsprozesse, wie sie bei chronisch entzündlichen Darmerkrankungen ablaufen, wesentlich daran beteiligt sind. In diesem Zusammenhang spielen ein gesteigerter Zellumsatz und Schleimhauterneuerungsprozesse mit vermehrter Zellteilung eine wichtige Rolle. Darüber hinaus können auch Fehler z.B. in der Informationsübertragung des Erbgutes zur Tumorentstehung beitragen.

152 Kann eine regelmäßige Medikamenteneinnahme (z.B. von Azulfidine®) das Krebsrisiko verringern?

Theoretisch ja, bewiesen ist das allerdings nicht. Hierfür sprechen zwei Tatsachen:

1. Eine der Voraussetzungen für das erhöhte Krebsrisiko ist die anhaltende Entzündung. Diese wird durch eine Dauerbehandlung vermieden oder gemindert.
2. Während die Zahlenangaben aus früheren Jahrzehnten das Krebsrisiko um ein Vielfaches gegenüber der Normalbevölkerung erhöht angegeben haben, kommen Studien aus den letzten Jahren nur zu einem geringer erhöhten Krebsrisiko (z.B. 1,4-fach nach 18 Jahren Krankheitsverlauf). Hier spielt möglicherweise die bessere und konsequentere Behandlung der Colitis ulcerosa eine Rolle.

Was kann ich tun, um einem Dickdarmkrebs vorzubeugen bzw. ihn frühzeitig zu erkennen? 153

Regelmäßige Vorsorge(Früherkennungs-)untersuchungen durchführen lassen.

Manche Betroffene lassen sich aus dieser Sorge heraus viel zu früh und zu oft untersuchen, andere sind zu nachlässig. Ist eine Colitis ulcerosa oder ein Dickdarmbefall bei Morbus Crohn diagnostiziert, sind Vorsorgeuntersuchungen nach etwa 10 Jahren sinnvoll und vor allem dann, wenn die Colitis sich auch oberhalb der linken Flexur gezeigt hat und wenn man zwischenzeitlich immer oder immer wieder Beschwerden hatte. (➡ Frage 150 und ➡ Frage 151) Die entscheidende Untersuchung ist die totale (= hohe) Koloskopie, unbedingt mit der Entnahme von ausreichend bzw. möglichst vielen Gewebeproben. Diese sollte idealerweise im entzündungsfreien Intervall durchgeführt werden, da endoskopisch zwischen bösartig veränderter und stark entzündeter Schleimhaut nur schwer unterschieden werden kann.

Findet sich bei dieser Koloskopie kaum Entzündung und finden sich feingeweblich (mikroskopisch) keine verdächtigen Veränderungen („schwere Dysplasien"), kann man die Untersuchungsintervalle auseinanderziehen: Statt jährlich nur noch alle 2 Jahre usw. Finden sich deutliche Entzündungszeichen, wird man bei jährlichen Kontrollen bleiben. Finden sich schwere Dysplasien, wird man die Kontrollintervalle verkürzen: ½- bis ¼-jährlich – oft reicht dabei die Sigmoidoskopie.

Bei den feingeweblichen Ergebnissen zählen nur die *schweren* Dysplasien. Leicht- oder mittelgradigen Dysplasien kommt kein Vorhersagewert für ein erhöhtes Krebsrisiko zu. Das Wort „Dysplasie" allein sollte einen noch nicht aufschrecken. Statt „Dysplasien" ist auch noch das Wort „Atypien" gebräuchlich.

Beim Morbus Crohn wird man heute allen Patienten mit frühem Krankheitsbeginn und einer ausgedehnten Dickdarmbeteiligung ab dem 10. Krankheitsjahr zur jährlichen (evtl. 2-jährlichen) Kontrollkoloskopie raten. Für die anderen Patienten sind die üblichen Vorsorgeempfehlungen zur Krebsfrüherkennung sicherlich ausreichend.

O. Fragen zur Schwangerschaft und Familienplanung

154 Was sollte ich generell beachten, wenn ich als Mensch mit einer CED Kinder bekommen möchte?

Sollte man einen gezielten Kinderwunsch haben, empfiehlt sich eine grundsätzliche Risiko-Nutzen-Abwägung zusammen mit dem behandelnden Gastroenterologen und dem Frauenarzt durchzuführen. Zum Glück ist das tatsächliche Schwangerschaftsrisiko für Mutter und Kind meist nur sehr gering erhöht und wird wie bei anderen hauptsächlich vom Alter der Eltern, Nikotin- und Alkoholkonsum und anderen Erkrankungen wie zum Beispiel Diabetes mellitus oder Bluthochdruck bestimmt. Insbesondere der Nikotinkonsum sollte schon vor der Schwangerschaft beendet werden und eine Folsäuresubstitution schon vor der Schwangerschaft durchgeführt werden.

Idealerweise wählt man eine Phase der körperlichen, gesundheitlichen und seelischen Stabilität.

Eine relative Risikovermehrung durch Medikamente ist in der Endabrechnung glücklicherweise meist vernachlässigbar und meist geringer als die Risiken, die durch das Weglassen von Medikamenten bestehen. (➡ Frage 155ff).

155 Ist es zu verantworten, als Colitis ulcerosa-Kranke(r) Kinder zu bekommen?

Durchaus.
Zwar spielen Erbfaktoren für die Erkrankung an Colitis ulcerosa eine Rolle, aber wahrscheinlich müssen andere Ursachen hinzukommen (➡ Frage 27). Verwandte ersten Grades, die ebenfalls an einer CED erkrankt sind, finden sich bei 15-18% aller Betroffenen. Geschwister von Colitis ulcerosa-Kranken waren in 4% ebenfalls betroffen, d.h. jeder 25igste. Hat einer der Eltern eine CED, liegt das Risiko eines Kindes, im Laufe seines Lebens an Colitis ulcerosa oder Morbus Crohn zu erkranken, bei 9%. Die Krankheiten haben wohl gemeinsame genetische Wurzeln, da Colitis ulcerosa-Kranke auch die Empfänglichkeit für Morbus Crohn vererben und umgekehrt.

Wenn Sie an Colitis ulcerosa erkrankt sind, sollten Sie sich auch bei der Familienplanung die Frage stellen, wie viel Zeit Sie in den letzten Jahren mit Ihrer Erkrankung hatten, Pflichten innerhalb der Familie zu übernehmen.

Wenn Sie als werdende Mutter oder zeugender Vater unter der Dauerbehandlung mit einem entzündungshemmenden Medikament stehen, müssen Sie sich meist keine Sorgen um eine Fehlbildung des heranwachsenden Kindes machen (➡ Frage 156).

Ist es zu verantworten, als Morbus Crohn-Kranke(r) Kinder zu bekommen? 156

Durchaus.
Die Häufigkeiten und Risiken sind ähnlich wie bei der Colitis ulcerosa (➡ Frage 155). Die genetischen Zusammenhänge scheinen beim Morbus Crohn etwas ausgeprägter zu sein. Immerhin erkrankte bei eineiigen Zwillingen (identisches Erbgut) mit Morbus Crohn der andere Zwilling in 86% auch an Morbus Crohn.

Hat eine Morbus Crohn-Kranke Fisteln im Unterleib und Bauchoperationen hinter sich, sollte sie einen Kinderwunsch mit ihrem Frauenarzt besprechen.

Auch zur Familienplanung und Medikamenten-Schädlichkeit sei auf die Antworten zu Nr. 146 und 149 verwiesen.

Mein erstes Kind hat Morbus Crohn: Wie hoch ist das Crohn-Risiko für weitere Kinder? 157

Etwa 1 : 10.

Wenn ich als Colitis ulcerosa-Kranke schwanger werde? 158

Die Colitis ulcerosa wird in der Regel durch eine Schwangerschaft nicht ungünstig beeinflusst. Insgesamt kommt es bei schwangeren Patientinnen in 56% zu einer Verbesserung und in 28% zu einer Verschlechterung der Erkrankung. Die Verschlechterung ist behandelbar.

Eine Frau, die unter einem 5-ASA- oder einem Cortison-Präparat schwanger wird (➡ Frage 69a+b), muss sich keine Sorgen um eine mögliche Fruchtschädigung (Fehlbildungen) machen. Sie kann diese Medikamente auch während der Schwangerschaft weiterhin unbedenklich nehmen. Bei Azathioprin (Imurek®, Azafalk® u.a.) besteht die theoretische Gefahr einer Fruchtschädigung, die aber bisher sehr selten beschrieben wurde. Wird eine Patientin unter Azathioprineinnahme schwanger, so besteht keine Indikation zum Schwangerschaftsabbruch. Auch besteht kein Grund, eine Azathioprinmedikation bei Kinderwunsch abzusetzen. Das Risiko eines Schubes auch für eine eventuelle Schwangerschaft ist größer als die Risiken der Medikation.

Bei Methotrexat (➡ Frage 69c) oder Metronidazol (➡ Frage 69f) ist das Risiko größer. – Diese Medikamente sollten bei Kinderwunsch vorher abgesetzt (auch beim Vater!) und während der Schwangerschaft nicht eingesetzt werden. Eine Behandlung mit Sondenernährung oder Astronautenkost ist für Empfängnis und Schwangerschaft ungefährlich.

Die Gefahr einer Fehlgeburt ist mit 12 % gegenüber 10% in der Durchschnittsbevölkerung geringfügig höher. Im Schub treten Früh- oder Fehlgeburten häufiger auf.

159 Wenn ich als Morbus Crohn-Kranke schwanger werde?

Auch der Morbus Crohn wird überwiegend durch eine Schwangerschaft nicht ungünstig beeinflusst. Insgesamt kommt es bei schwangeren Patientinnen in 35% zu einer Abschwächung und in 22% zu einer Verschlechterung der Erkrankung. Die Verschlechterung ist behandelbar. – Lassen Sie sich aber nicht durch das sich hartnäckig haltende Märchen verführen, eine Schwangerschaft verbessere Morbus Crohn-Schübe.

Bezüglich des Risikos einer Fehlbildung durch die entzündungshemmenden Medikamente (➡ Frage 158).

160 Kann ich schwanger werden, wenn schon seit längerem die Regelblutung ausgeblieben ist?

Ja. Das Ausbleiben der Regelblutung infolge eines Schubes erklärt zwar, warum mancher Kinderwunsch nicht in Erfüllung geht, ist aber kein Ersatz für die Pille oder andere Wege der Empfängnisverhütung.

Macht Colitis ulcerosa oder Morbus Crohn impotent? 161

Nein.

Die Fruchtbarkeit von CED-kranken Frauen ist gegenüber der Normalbevölkerung nur geringfügig beeinträchtigt. Lediglich bei Morbus Crohn-Kranken mit Dickdarmbefall, Fisteln und manchen Formen der Bauchoperationen kann Unfruchtbarkeit resultieren. Ein beidseitiger Verschluss der Eileiter ist die häufigste Ursache. – Lassen Sie sich von Ihrem Frauenarzt untersuchen und beraten.

Beim Mann kann die Behandlung mit Sulfasalazin (Azulfidine®, Colopleon®) zu einer – rückbildungsfähigen! – Verminderung der Zahl und der Beweglichkeit der Samenzellen führen (siehe Frage 74a). Bleibt ein Kinderwunsch unerfüllt, sollte Sulfasalazin abgesetzt oder durch ein anderes Medikament ersetzt werden. Nach 2-3 Monaten hat sich die Bildung der Samenzellen normalisiert! Sulfasalazin hat allerdings keinen Einfluss auf die Fähigkeit zur Erektion und zum Samenerguss (Ejakulation).

P. Fragen zum Schwerbehindertenrecht

162 Was bedeutet „behindert" und „schwerbehindert"?

a) allgemeine Bedeutung
Das Wort Behinderung bezeichnet, dass ein Mensch infolge einer chronischen Krankheit oder einer anderen Schädigung gegenüber einem gleichaltrigen Nichtbehinderten benachteiligt ist. Die Weltgesundheitsorganisation WHO unterscheidet hierbei zwischen der eigentlichen Krankheit (disease), dem dadurch bedingten Organschaden (impairment), der in dessen Folge eingetretenen Funktionseinschränkung (disability) und der Beeinträchtigung, wie sie der Behinderte erlebt (handicap).
Beispielsweise kann ein Morbus Crohn zu einer Beteiligung des Analkanals (Afters) führen (disease), die den Schließmuskel schädigt und Stuhlinkontinenz verursacht (impairment). Das wiederum schränkt die Gehstrecke, den Aktionsradius, die Fähigkeit zu Ausdauerleistungen und zur ständigen Anwesenheit sowie das häufige Bücken, Heben und Tragen schwerer Lasten ein (disability). Dies hat für das berufliche Leistungsvermögen, für zwischenmenschliche Kontakte und für das Selbstwertgefühl erhebliche Auswirkungen, je nachdem, wie der Betroffene damit umzugehen gelernt hat (handicap).

b) nach dem Schwerbehindertengesetz
Menschen sind behindert, wenn ihre körperliche Funktion, geistige Fähigkeit oder seelische Gesundheit mit hoher Wahrscheinlichkeit länger als sechs Monate von dem für das Lebensalter typischen Zustand abweichen und daher ihre Teilnahme am Leben in der Gesellschaft beeinträchtigt ist. Sie sind von Behinderung bedroht, wenn die Beeinträchtigung zu erwarten ist.
Menschen sind schwerbehindert, wenn bei ihnen ein Grad der Behinderung (GdB) von wenigstens 50 vorliegt und sie ihren Wohnsitz, ihren gewöhnlichen Aufenthalt oder ihre Beschäftigung auf einem Arbeitsplatz im Sinne des §73 rechtmäßig im Geltungsbereich des Gesetzbuches SGB IX, also in Deutschland, haben.

163 Wohin richte ich den Antrag? Ist ein Formular vorgeschrieben? Wo bekomme ich das?

Der Antrag wird an das zuständige Versorgungsamt (in Baden-Württemberg an das zuständige Landratsamt) gerichtet. Antragsvordrucke gibt es bei den

Versorgungsämtern, Sozialämtern, den kommunalen Bürgerbüros, den Behindertenverbänden, bei den Schwerbehindertenvertretungen in den Betrieben und Behörden sowie bei Sozialfachdiensten in Kliniken und Rehaeinrichtungen oder im Internet unter www.versorgungsaemter.de sortiert nach den einzelnen Bundesländern.

Kann ich mit einem GdB von mindestens 50 auf jedem Behindertenparkplatz parken? 164

Nein, leider dürfen Sie mit einem GdB von 50 oder auch mehr noch nicht auf einem Behindertenparkplatz parken. Entscheidend für die Erlaubnis zur Nutzung von Behindertenparkplätzen ist, ob auf dem Schwerbehindertenausweis das Merkmal aG für „außergewöhnlich gehbehindert" eingetragen ist.

Allerdings gibt es seit 2009 bundesweit für CED-Erkrankte (ab einem GdB von 60 allein auf die CED) eine Parkerleichterung: Mit diesem (orangefarbener Ausweis) dürfen Sie zwar auch nicht auf Behindertenparkplätzen parken, haben aber andere Parkerleichterungen wie zum Beispiel kostenfreies Parken an Parkuhren und mehr. Wenn Sie Genaueres wissen möchten, fragen Sie bitte bei der DCCV-Geschäftsstelle oder bei den DCCV-Landesverbänden nach.

165 Welche Vorteile, welche Nachteile habe ich als anerkannt „Behinderter"?

Kündigungsschutz
Ab einem Grad der Behinderung (GdB) von 50 besteht ein besonderer Kündigungsschutz (➡ Frage 201).

Gleichstellung
Personen mit einem Grad der Behinderung von weniger als 50, aber mindestens 30, können auf Antrag von der Agentur für Arbeit schwerbehinderten Menschen gleichgestellt werden, wenn sie infolge ihrer Behinderung ohne die Gleichstellung einen geeigneten Arbeitsplatz nicht erlangen oder behalten können.
Dies kommt aber nur für geeignete Arbeitsplätze im Sinne von §73 SGB IX in Betracht, also zum Beispiel nicht für Stellen, auf denen Personen weniger als 18 Stunden wöchentlich beschäftigt werden. Die Wettbewerbsnachteile auf dem Arbeitsmarkt müssen in jedem Fall auf die Behinderung als wesentliche Ursache zurückzuführen sein. Allein allgemeine betriebliche Veränderungen (Produktionsänderungen, Teilstilllegungen, Betriebseinstellungen, Auftragsmangel, Rationalisierungsmaßnahmen etc.), von denen Nichtbehin-

derte gleichermaßen betroffen sind, können eine Gleichstellung ebenso wenig begründen wie fortgeschrittenes Alter, mangelnde Qualifikation oder eine allgemein ungünstige/schwierige Arbeitsmarktsituation.
Anhaltspunkte für eine behinderungsbedingte Gefährdung eines Arbeitsplatzes können unter anderem sein:

- wiederholte/häufig behinderungsbedingte Fehlzeiten,
- behinderungsbedingt verminderte Arbeitsleistung auch bei behinderungsgerecht ausgestattetem Arbeitsplatz,
- dauernde verminderte Belastbarkeit,
- auf Dauer notwendige Hilfeleistungen anderer Mitarbeiter,
- eingeschränkte berufliche und/oder regionale Mobilität durch die Behinderung.

Arbeitslosigkeit alleine rechtfertigt für sich genommen keine Gleichstellung. Vielmehr müssen zusätzlich konkrete Anhaltspunkte vorliegen, dass eine Gleichstellung erforderlich ist, um eine berufliche Eingliederung zu erreichen.
Bei Beamten und Arbeitnehmern mit besonderem Kündigungsschutz sind in der Regel hier die Voraussetzungen für eine Gleichstellung nicht erfüllt. Im Einzelfall kann eine Gleichstellung erfolgen, wenn konkrete behinderungsbedingte Gründe vorliegen.
Ein Antrag auf Gleichstellung kann formlos durch den behinderten Menschen oder dessen Bevollmächtigten bei der Agentur für Arbeit gestellt werden. Die Gleichstellung wird grundsätzlich mit dem Tag, an dem der Antrag bei der Agentur für Arbeit eingeht, wirksam. Zum Wirksamwerden muss der Arbeitnehmer einen Antrag auf Gleichstellung mit einem schwerbehinderten Menschen aber mindestens drei Wochen vor Zugang der Kündigung gestellt haben.
(Quelle: http://www.arbeitsagentur.de)

Zusatzurlaub:
Menschen mit einer für das ganze Kalenderjahr anerkannten Schwerbehinderung erhalten einen Zusatzurlaub von 5 Tagen pro Jahr. Verteilt sich die regelmäßige Arbeitszeit des vollzeitbeschäftigten schwerbehinderten Arbeitnehmers auf mehr oder weniger als 5 Arbeitstage in der Woche, erhöht oder vermindert sich der Zusatzurlaub entsprechend.
Wenn der Schwerbehinderte also regelmäßig nur an 4 Tagen in der Woche arbeitet, erhält er auch nur 4 Tage Zusatzurlaub.
Gleichgestellte (s.o.) erhalten keinen Zusatzurlaub.

Aber sowohl schwerbehinderte als auch ihnen gleichgestellte Menschen sind auf ihr Verlangen hin von Mehrarbeit zu befreien. Die Regelung gilt unabhängig von der Art des Beschäftigungsverhältnisses für alle Arbeitnehmer. Sie begründet aber kein Ablehnungsrecht für Nachtarbeit oder Arbeit an Sonn- und Feiertagen.

Sie müssen der Heranziehung durch den Arbeitgeber zur Mehrarbeit ohne schuldhaftes Zögern widersprechen. Sie können nicht einfach wegbleiben oder den Arbeitsplatz am Ende der regelmäßigen Arbeitszeit verlassen. Nach einem Urteil des Bundesarbeitsgerichtes (5 AZR 642/88 vom 08.11.1989) kann Mehrarbeit im Sinne des § 124 SGB IX von schwerbehinderten und gleichgestellten behinderten Menschen abgelehnt werden, wenn eine tägliche Arbeitszeit von 8 Stunden bzw. eine wöchentliche Arbeitszeit von 48 Stunden überschritten wird.
Diesen Freistellungsanspruch dürfen Arbeitgeber nur bei Vorliegen von z.B. Notfällen oder außergewöhnlichen Ereignissen ablehnen.

Schwerbehinderte und gleichgestellte behinderte Menschen können Teilzeit bei ihrem Arbeitgeber beantragen, wenn die Arbeitszeitverkürzung wegen der Art oder der Schwere der Behinderung notwendig ist (SGB IX §81 Abs. 5 und Teilzeitarbeitsgesetz).

Außerdem gibt es die Möglichkeit einer *vorgezogenen Altersrente* für Schwerbehinderte, nicht aber für Gleichgestellte.
Zudem gibt es *Vergünstigungen nach dem Einkommensteuergesetz* (Pauschbeträge), wenn gleichzeitig eine dauernde Beeinträchtigung der Beweglichkeit besteht.

Ab einem Grad der Behinderung von 25 können *Sonderleistungen* im Arbeits- und Berufsleben möglich werden wie z.B. technische Arbeitshilfen, eine Arbeitsassistenz oder Maßnahmen zur Erhaltung und Erweiterung der beruflichen Kenntnisse und Fertigkeiten.

Welche Vorteile, welche Nachteile habe ich als anerkannt „Schwerbehinderter"? 166

Es kann sein, dass bei Einstellungen nicht-schwerbehinderte Menschen vom Arbeitgeber vorrangig berücksichtigt werden. Es gibt aber auch Arbeitgeber, die, bei gleicher Qualifikation, schwerbehinderte Menschen bevorzugt einstellen.

Wie kommt das Versorgungsamt zur Bewertung meiner Behinderung? 167

Mit dem Antrag auf Feststellung einer Behinderung ermächtigen Sie das Versorgungsamt, Auskünfte bei Ihren behandelnden Ärzten, Kliniken, Sozialversicherungen und Behörden einzuholen. Ein vom Versorgungsamt beauftragter Arzt entscheidet dann in der Regel nach Aktenlage über den Grad Ihrer Behinderung und evtl. besondere gesundheitliche Merkmale (z.B. erhebliche Gehbehinderung). Lässt die Aktenlage eine hinreichend sichere Entscheidung nicht zu, wird er Sie zu einer Untersuchung zu sich bitten. In der Regel wird der Grad der Behinderung für eine begrenzte Zeit zuerkannt. Nachbegutachtungen, die auch eine Rückstufung ergeben können, sind möglich.

168 Was mache ich, wenn ich diese Bewertung für zu niedrig halte?

Wenn das Versorgungsamt Ihren Antrag ablehnt oder einen Ihrer Ansicht nach zu niedrigen Grad der Behinderung feststellt, haben Sie die Möglichkeit, innerhalb eines Monats nach der Zustellung des Bescheids schriftlich dagegen Widerspruch einzulegen. Dazu eignet sich zum Beispiel die Formulierung: „Gegen den Bescheid vom *(Datum einsetzen)* lege ich hiermit Widerspruch ein. Gleichzeitig fordere ich Akteneinsicht. Eine Widerspruchsbegründung erfolgt nach Akteneinsicht.“ Diese Akteneinsicht ist wichtig, damit Sie sehen, welche Ärzte und Kliniken gehört worden sind und wie das Versorgungsamt zu seiner Entscheidung gekommen ist. Wenn Sie das wissen, können Sie Ihren Widerspruch besser begründen. Wenn Sie Mitglied der DCCV sind, hilft Ihnen hierbei auch der Arbeitskreis Sozialrecht gerne weiter.

Bleibt der Widerspruch erfolglos, kann Klage beim Sozialgericht erhoben werden. Für die Klage selbst wird kein Anwalt benötigt, das Gerichtsverfahren ist – bislang – auch kostenfrei. Wenn Sie Mitglied der DCCV sind, sind sie automatisch auch sozialrechtschutzversichert und können sich einen Anwalt wählen. Die DCCV bietet Ihnen auch ein Netz von Anwälten an, die speziell auf CED geschult sind. Bitte nehmen Sie in einem solchen Fall möglichst frühzeitig Kontakt zur Bundesgeschäftsstelle der DCCV auf, damit von der Versicherung eine so genannte „Deckungszusage“ eingeholt werden kann, dass die Kosten auch tatsächlich übernommen werden.

169 Muss ich die Anerkennung als (Schwer-)Behinderter meinem Arbeitgeber mitteilen?

Die Frage des Arbeitgebers nach der Schwerbehinderung bei Bewerbungen wurde in der Rechtsprechung des Bundesarbeitsgerichts bislang als zulässig angesehen.

Seit der gesetzlichen Neuregelung des Diskriminierungsverbots durch das Gleichbehandlungsgesetz (AGG) ist die Frage nach überwiegender Meinung aber unzulässig und darf, wenn Sie trotzdem gestellt wird (ähnlich wie die Frage nach einer bestehenden Schwangerschaft) folgenlos wohl auch dann verneint werden, wenn formell die Schwerbehinderteneigenschaft festgestellt ist.

Anders sieht es mit der Frage nach Behinderungen aus. Diese Frage darf gestellt werden, wenn sie einen konkreten Bezug zu dem geplanten Arbeitsplatz hat und die Arbeitsleistung beeinträchtigt.

Man muss nun abwarten, wie das Bundesarbeitsgericht Streitfälle um solche Fragen künftig entscheidet und ob dadurch die Rechtslage klarer wird.

Kann ich auf den Status des (Schwer-)Behinderten auch wieder verzichten? 170

Ein Verzicht auf den Schwerbehindertenstatus ist eigentlich nicht möglich, weil die Eigenschaft der Schwerbehinderung kraft Gesetzes eintritt, sobald die im § 2 SGB IX genannten gesetzlichen Voraussetzungen erfüllt sind.

Nach der Rechtsprechung des Bundessozialgerichts ist es aber zulässig, dass der behinderte Mensch einen Antrag stellt, dass bei der Feststellung der Behinderung nur bestimmte Gesundheitsstörungen berücksichtigt werden sollen oder dass auf Beeinträchtigungen, die das Versorgungsamt bereits festgestellt hat, nachträglich verzichtet wird. Der Grad der Behinderung sowie die Feststellung von Merkzeichen wie „außergewöhnlich gehbehindert“ richten sich dann allein nach den noch verbleibenden festzustellenden oder festgestellten Beeinträchtigungen. Das kann dazu führen, dass ein GdB unter 50 festgestellt und der Ausweis eingezogen wird.

Wie viel vom Hundert steuert eine Colitis ulcerosa bzw. ein Morbus Crohn zur Anerkennung einer Behinderung bei? 171

Diese Frage ist pauschal nicht zu beantworten. Der Grad der Behinderung richtet sich nach dem Grad der Beschwerden, der Beeinträchtigung des Kräfte- und Ernährungszustandes, nach der Anzahl der Durchfälle (hier werden auch häufige nächtliche Durchfälle besonders berücksichtigt), den Folge- und Begleiterkrankungen und bei Kindern auch nach den Wachstums- und Entwicklungsstörungen. Die Spanne der Eingruppierung kann von einem GdB von 20 bis zu einem GdB von 100 verlaufen. Besondere Merkzeichen können bei entsprechenden Verläufen ebenfalls beantragt werden. Die Beurteilungsmaßstäbe finden sich in der Broschüre „Anhaltspunkte für die ärztliche Gutachtertätigkeit“, die von der Homepage des Bundesministeriums für Arbeit und Soziales heruntergeladen werden kann.

Mitglieder der DCCV werden diesbezüglich durch den Arbeitskreis Sozialrecht umfassend beraten.

172 Welche Angaben sind (gegenüber meinem Arzt oder gegenüber dem Versorgungsamt) für die Anerkennung einer Behinderung wichtig?

Eine Behinderung ergibt sich weniger aus Befunden als aus dem Befinden. Ärzte wie Betroffene neigen dazu, eine Fülle von Untersuchungszeitpunkten und -befunden anzugeben, die oft wenig über den Zustand und die tatsächliche Beeinträchtigung im täglichen Leben aussagen. Machen Sie sich also klar, dass es weniger entscheidend ist, was Sie schon alles durchmachen mussten, aber überwunden haben. Konzentrieren Sie sich bei dem, was Sie mitteilen, vor allem darauf, was Sie im Alltag nicht mehr oder nicht mehr so gut wie früher tun können. Denken Sie dabei auch an zusätzliche chronische Krankheiten wie z.B. Bluthochdruck, Verschleißerscheinungen an Gelenken oder Wirbelsäule, Osteoporose (= Knochenschwund) und andere Erkrankungen, die nicht unbedingt im Zusammenhang mit Ihrer CED stehen, Sie aber auch maßgeblich beeinträchtigen. Die Befunde dazu müssen Sie dann natürlich zusätzlich einreichen.

173 Von wem bekommt man einen Toilettenschlüssel für die Behinderten-WC's?

Vom Club Behinderter und ihrer Freunde Darmstadt e. V. (CBF)!

Der CBF Darmstadt entwickelte und setzte 1986 das Konzept zum einheitlichen Schlüssel für Behindertentoiletten in Raststätten auf Autobahnen usw. durch. Nun vertreibt er zentral in Deutschland und im europäischen Ausland den EURO-Toilettenschlüssel.

Der CBF ist darauf bedacht, dass der Schlüssel Menschen mit einer Behinderung ausgehändigt wird, die auf behindertengerechte Toiletten angewiesen sind. Das sind z.B. schwer Gehbehinderte; Rollstuhlfahrer; Stomaträger; Blinde; Schwerbehinderte, die hilfsbedürftig sind und ggf. eine Hilfsperson brauchen; an Multipler Sklerose, Morbus Crohn, Colitis ulcerosa Erkrankte und Menschen mit chronischer Blasen-/Darmerkrankung.

Auf jeden Fall erhält man einen Schlüssel, wenn im Schwerbehindertenausweis

- das Merkzeichen: aG, B, H oder BL
- G und 70, 80, 90 oder 100 v.H.

enthalten ist.

Um Missbrauch zu vermeiden, muss bei der Bestellung des EURO-Schlüssels eine Kopie des Schwerbehindertenausweises an den DBF Darmstadt gesandt werden. Bei Morbus Crohn oder Colitis ulcerosa ist kein Schwerbehindertenausweis erforderlich. Es genügt ein ärztlicher Nachweis über das Vorliegen der Erkrankung.

Die Preise sind:
- 20,– EUR für einen EURO-Toilettenschlüssel oder
- 20,– EUR für den Schlüssel und das Verzeichnis „DER LOCUS“
- 8,– EUR für den Behindertentoilettenführer „DER LOCUS“ als Einzelexemplar

Porto und Verpackung sind darin enthalten. Nutzen Sie auch das Online-Bestellsystem unter http://www.cbf-darmstadt.de/

Die Kopie des Schwerbehindertenausweises schicken Sie bitte an folgende Adresse: CBF Darmstadt e. V., Pallaswiesenstr. 123 a, 64293 Darmstadt

Trifft die Ausweiskopie beim CBF Darmstadt ein, erhält der Absender unverzüglich den Schlüssel und/oder den Behindertentoilettenführer „DER LOCUS“ zugeschickt. Er enthält über 6.700 Toilettenstandorte in Deutschland und Europa.

Behinderten- oder ähnliche Einrichtungen können den EURO-Toilettenschlüssel auf Rechnung erhalten; das Einreichen der Ausweiskopie entfällt hier.

Wenn sie Mitglied der DCCV sind, können sie den Schlüssel auch für 20 EUR über die DCCV beziehen. Die Vorlage eines ärztlichen Attestes ist dann nicht von Nöten.

Q. Fragen zur beruflichen Tätigkeit, zur Erwerbsfähigkeit

174 Kann durch bestimmte berufliche Tätigkeiten die Colitis ulcerosa bzw. der Morbus Crohn verschlimmert werden?

So etwas passiert nur selten, und zwar vor allem dadurch, dass bei einigen Patienten Ängste, Zeitdruck, Stress oder Mobbing am Arbeitsplatz die Beschwerden verschlimmern. Auch Tätigkeiten, die Wechselschichten oder Dienstreisen mit Flügen in andere Zeitzonen beinhalten, können ein Problem sein. Denn bei der Korticoidtherapie wird versucht, den körpereigenen Tagesrhythmus zu imitieren, bei dem der Glukocorticoidspiegel morgens besonders hoch ist. Dieser Rhythmus kann durch ungünstige berufliche Rahmenbedingungen gestört werden.

175 Kann ich erreichen, dass in der Nähe meines Arbeitsplatzes eine Toilette eingerichtet wird?

Ja, und zwar dann, wenn Sie regelmäßig an diesem Arbeitsplatz tätig sind und unter plötzlich einsetzenden dringlichen Durchfällen, imperativem Stuhldrang oder gelegentlicher Stuhlinkontinenz leiden und wenn die Unterbrechungen Ihrer Arbeit durch die langen Wege zur Toilette den Erhalt Ihres Arbeitsplatzes gefährden. Wichtig ist, dass die genannten Beschwerden nicht nur während schwerer Krankheitsschübe (die Arbeitsunfähigkeit begründen würden) auftreten, sondern auch abseits dieser Phasen immer wieder. Dann nämlich stellt diese Form von Durchfall eine Behinderung dar, und Sie haben Anspruch auf Leistungen zur Teilhabe am Arbeitsplatz nach § 33 SGB IX in Form der leidensgerechten Anpassung des Arbeitsplatzes.

176 Reicht es, wenn ich das Erfordernis einer nahen Toilette meinem Arbeitgeber mitteile?

Nein, es sei denn, der Arbeitgeber geht bereitwillig darauf ein. Falls vorhanden, sollten Sie den Betriebsarzt oder die Personalvertretung, wenn schwerbehindert, auch die Schwerbehindertenvertretung auf dieses Problem ansprechen.

Dies ist aber nur sinnvoll, wenn Sie mit Ihrer CED offen im Betrieb umgehen wollen und können. Wenn Sie Leistungen von Sozialversicherungsträgern in Anspruch nehmen wollen, wird dazu eine sozialmedizinische Begutachtung veranlasst werden.

An wen wende ich mich, wenn ich Anspruch auf eine berufsfördernde Maßnahme habe? 177

Ansprechpartner sind Rehabilitations-Fachberater von Sozialversicherungsträgern, also z.B. der Agentur für Arbeit, des Rentenversicherungsträgers (Deutsche Rentenversicherung, Knappschaft), Ihrer Krankenkasse oder die örtliche Integrationsbehörde für Schwerbehinderte. Ihre Gemeinde- oder Stadtverwaltung kann Ihnen auf jeden Fall weiterhelfen und Ihnen die nächstgelegene zuständige Stelle nennen.

Soll ich meinem Arbeitgeber meine Diagnose mitteilen? 178

Diese Frage kann nicht allgemeingültig beantwortet werden und sollte angesichts der heutigen Arbeitsmarktlage vorsichtig angegangen werden. Ob man dem Arbeitgeber die Diagnose sagt, sollte man davon abhängig machen, welche Behindertenpolitik der Arbeitgeber verfolgt und welches Vertrauensverhältnis man selber zu seinem Arbeitgeber, zur Personalabteilung, zum Vorgesetzten und zu den Kollegen hat. Wenn andere über die Krankheit Bescheid wissen, kann das dafür sorgen, dass man im Betrieb besser verstanden wird, es kann aber auch eine Außenseiterrolle begründen oder verstärken.

Bei einem Vorstellungsgespräch müssen Sie ungefragt weder auf Ihre Krankheit noch auf eine Anerkennung als Schwerbehinderter hinweisen (➡ Frage 169).

Was darf der Arbeitgeber im Einstellungsgespräch hinsichtlich meiner Krankheit(en) fragen und erfahren? 179

Der Arbeitgeber darf nach allem fragen, was Ihre Arbeitsleistung unmittelbar betrifft. Auf der anderen Seite sind Sie in Ihrer Persönlichkeit und Privatsphäre geschützt. Das heißt: Der Arbeitgeber darf fragen, ob Sie belastbar sind oder ob durch den Arbeitsplatz eine besondere gesundheitliche Belastung entstehen würde. Er darf fragen, ob Sie sich selbst oder andere durch die Tätigkeit gefährden würden. Er darf fragen, wie lange Sie bei einem Schub ausfallen würden. Auch frühere Ausfallzeiten im Lebenslauf müssen Sie erklären.

Sie müssen auf solche Fragen wahrheitsgemäß antworten, wenn Sie akut krank sind und diese Krankheit Ihre Arbeitsfähigkeit einschränkt. Wenn Ihre Erkrankung keinen Einfluss auf Ihre Arbeitsleistung hat, dürfen Sie schummeln. Das gilt auch für eventuell bestehende Abhängigkeiten und psychiatrische oder psychotherapeutische Behandlungen. Außerdem geht es Ihren Arbeitgeber nichts an, wie und wann Ihre Krankheitssymptome auftreten und wie sie behandelt werden. Auch über Ärzte und Kliniken müssen Sie keine Auskunft erteilen. Zu Fragen zu Behinderungen im Vorstellungsgespräch (➡ Frage 168).

180 Soll ich den Arbeitskollegen meine Diagnose mitteilen?

Ob Sie Ihren Kolleginnen und Kollegen von der Diagnose erzählen, hängt von Ihrem Verhältnis zu diesen Kollegen und vom Arbeitsumfeld ab. Wenn Sie glauben, dass Sie sich dadurch erleichtert, entlastet und besser verstanden fühlen, sollten Sie Ihre Diagnose erwähnen. Wenn Sie aber eher befürchten, ausgegrenzt, links liegen gelassen, bemitleidet oder belächelt zu werden, sagen Sie besser nichts über Ihre Krankheit.

181 Eigentlich kann ich meinen Beruf ausüben, ich falle aber oft und unvorhersehbar krankheitshalber aus? Was kann ich tun?

Die Erwerbsfähigkeit setzt auch eine Regelmäßigkeit Ihres Leistungsvermögens voraus. Können Sie grundsätzlich Ihren Beruf noch ausüben, sollten Sie durch Offenheit Verständnis suchen und die zeitlichen Ausfälle selbst zu begrenzen suchen: Sie können beispielsweise um flexible Arbeitszeitregelungen bitten und Arzttermine außerhalb der Arbeitszeit wahrnehmen. So können Sie auch in Phasen, in denen es Ihnen besser geht, etwas mehr arbeiten und in Phasen, in denen es Ihnen schlechter geht, Überstunden abbauen.

Nach einer längeren Arbeitsunfähigkeit kann auch die Möglichkeit einer stufenweisen Wiedereingliederung geprüft werden. Dabei werden Sie langsam wieder an die Belastungen des Arbeitslebens herangeführt, vor allem indem Sie anfangs nur wenige Stunden pro Tag arbeiten und diese Zahl dann schrittweise steigern. Prüfen Sie aber rechtzeitig, ob Sie sich selbst überfordern; dann sollten Sie lieber Rehabilitationsmaßnahmen in Anspruch nehmen. Die medizinische Rehabilitation kann Ihnen bei der Klärung Ihres Leistungsvermögens helfen und wenn nötig berufliche Rehabilitationsmaßnahmen einleiten. Aber beachten Sie dabei: Ihr Anspruch auf Krankengeld ist befristet (➡ Frage 198).

Sind Sie auf nicht absehbare Zeit außerstande, mindestens 6 Stunden täglich zu arbeiten, sind Sie unter Umständen teilweise erwerbsgemindert. Sie können dann einen Rentenantrag wegen teilweiser Erwerbsminderung stellen.

Was bedeutet der Begriff Berufsunfähigkeit? 182

Bis zum Jahr 2001 gab es das Recht auf Renten wegen verminderter Erwerbsfähigkeit (Berufs- und Erwerbsunfähigkeitsrenten). Berufsunfähig waren die Versicherten, deren Erwerbsfähigkeit „wegen Krankheit oder Behinderung im Vergleich zur Erwerbsfähigkeit von körperlich, geistig und seelisch gesunden Versicherten mit ähnlicher Ausbildung und gleichwertigen Kenntnissen und Fähigkeiten auf weniger als die Hälfte gesunken ist." Vereinfacht bedeutet Berufsunfähigkeit also, dass man den eigenen ausgeübten Beruf nicht mehr voll(schichtig) ausüben kann. Den Begriff gibt es auch bei privaten Invaliditätsversicherungen.

Innerhalb der gesetzlichen Rentenversicherung gibt es dieses Recht auf Rente wegen Berufsunfähigkeit seit dem 01.01.2001 nur noch für Versicherte, die vor dem 02.01.1961 geboren sind (Übergangsrecht).

Wenn Sie nur noch eingeschränkt arbeiten können, kommt für Sie eine Rente wegen teilweiser Erwerbsminderung in Betracht. In Verbindung mit einer Teilzeitarbeit soll sie Ihren Lebensunterhalt weitestgehend sichern.

Teilweise erwerbsgemindert ist, wer wegen Krankheit oder Behinderung auf nicht absehbare Zeit zwar noch mindestens drei, aber nicht mehr mindestens sechs Stunden täglich arbeiten kann. Das gilt nicht nur für Ihren zuletzt ausgeübten Beruf, sondern für jede Arbeit. Sie können auf Tätigkeiten mit geringerem Verdienst verwiesen werden. Die Rente wegen teilweiser Erwerbsminderung ist halb so hoch wie die Rente wegen voller Erwerbsminderung.
(Rechtsstand Juni 2015)

Wann liegt eine volle Erwerbsminderung vor? 183

Es gilt der Grundsatz: Reha vor Rente.

Die Deutsche Rentenversicherung prüft als erstes, ob Ihre Erwerbsfähigkeit durch eine medizinische oder eine berufliche Rehabilitation wiederhergestellt werden kann und Sie dann Ihren Lebensunterhalt wieder selbst bestreiten können.

Voll erwerbsgemindert ist ein Versicherter, der nicht mehr über die Kräfte und Fähigkeiten verfügt, *regelmäßig* einer erwerbsmäßigen Tätigkeit auf dem allgemeinen Arbeitsmarkt nachzugehen und mehr als geringfügige Erwerbseinkünfte zu erzielen. Dies ist der Fall, wenn der Betroffene eine einfache Tätigkeit des allgemeinen Arbeitsmarktes (z.B. Pförtner) nicht mehr an mindestens 3 Stunden täglich ausüben kann. Voll erwerbsgemindert ist auch, wer zwar länger arbeiten könnte, aber den Weg zu einer (gedachten) Arbeitsstelle nicht mehr in einer vernünftigen Zeitdauer erreichen kann (Wegeunfähigkeit).

Renten wegen voller Erwerbsminderung werden in der Regel nur noch befristet gewährt.

Grundsätzlich sind die gleichen versicherungsrechtlichen Voraussetzungen zu erfüllen wie bei der Rente wegen teilweiser Erwerbsminderung. Nähere Auskünfte erhalten Sie bei der Deutschen Rentenversicherung.
Rechtsstand August 2015

184 Wann habe ich Anspruch auf eine Altersrente?

Möchten Sie ohne Abstriche bei Ihrer Rente in den Ruhestand gehen, ist eine bestimmte Altersgrenze Voraussetzung. Diese steigt seit 2012 stufenweise von 65 Jahren auf 67 Jahre an, um sicherzustellen, dass die Beiträge für die jüngere Generation bezahlbar bleiben.

Vertrauensschutz
Wenn Sie vor dem 1. Januar 1955 geboren wurden und vor dem 1. Januar 2007 mit Ihrem Arbeitgeber Altersteilzeitarbeit nach dem Altersteilzeitgesetz vereinbart haben, können Sie aus Vertrauensschutzgründen weiterhin mit 65 Jahren in die Regelaltersrente gehen. Das Gleiche gilt, wenn Sie vor dem 1. Januar 1964 geboren wurden und Anpassungsgeld für entlassene Arbeitnehmer des Bergbaus bezogen haben. Allerdings gibt es noch einige andere Ausnahmen.

Altersrente für schwerbehinderte Menschen
Für die Betroffenen, die **nach dem 31.12.1963 geboren** sind, kann die Altersrente für schwerbehinderte Menschen mit dem 65. Lebensjahr, vorzeitig (d.h. mit Abschlägen) mit dem 62. Lebensjahr bezogen werden. Sie haben aber erst dann Anspruch, wenn sie zum Zeitpunkt des Rentenbeginns als schwerbehinderter Mensch anerkannt sind und die Wartezeit von 35 Jahren erfüllt haben. Diese Regelung blieb unverändert.
Für Versicherte, die **vor dem 31.12.1963 geboren** sind, gibt es verschiedene Fallkonstellationen.

Näheres erfahren Sie durch die Deutsche Rentenversicherung.
(Rechtsstand Juni 2015)

Wie unterscheiden sich Frührente (wegen Erwerbsminderung) und Altersrente in der Rentenhöhe? 185

Gegenüber den Ansprüchen auf Altersrente wird eine Frührente (wegen teilweiser oder voller Erwerbsminderung) durch *Zurechnungszeiten* angehoben, damit diese eine den Lebensunterhalt sichernde Höhe erreicht. Hierdurch ist der Unterschied in der Höhe von Frührente oder Altersruhegeld im Einzelfall sehr verschieden.
(Rechtsstand Juni 2015)

Wird eine gewährte Frührente neu berechnet, wenn ich die Altersgrenze (65 Jahre) überschreite? 186

Ja. Dabei darf die Altersrente aber nicht niedriger ausfallen als die Frührente. Das nennt man Besitzstandwahrung.
(Rechtsstand Juni 2015)

Was darf ich zu einer Rente hinzuverdienen? 187

Wie viel man hinzuverdienen darf, hängt aktuell von der Art der Rente und vom Alter ab:

- Zu einer vollen Erwerbsminderungsrente darf man nur „geringfügig" hinzuverdienen, d.h. zurzeit. 450 Euro im Monat.
- Zu einer teilweisen Erwerbsminderungsrente darf man deutlich mehr hinzuverdienen, aber keinesfalls mehr als im alten oder in einem verweisungsfähigen Beruf (genauere Auskunft erteilt die Deutsche Rentenversicherung).
- Wenn Sie eine Altersrente beziehen, dürfen Sie bis zum Alter von 65 Jahren nur „geringfügig" (s.o.) hinzuverdienen, ab Vollendung des 65. Lebensjahres jedoch unbegrenzt. Achtung: Diese Altersgrenze von 65 Jahren wird entsprechend der schrittweisen Anhebung des regulären Renteneintrittsalter auf 67 Jahre ebenfalls erhöht.

(Rechtsstand Juni 2015)

188 Wo bekomme ich Hilfe?

Das Rentenrecht befindet sich in einem stetigen Wandel. Wenn Sie Fragen zur Altersrente oder zur Erwerbsminderungsrente oder aber Fragen zu Ihren Anrechnungszeiten haben, wenden sie sich am besten direkt an die Deutsche Rentenversicherung www.deutsche-rentenversicherung.de. Auf den Internetseitenseiten der Deutschen Rentenversicherung finden sie viele hilfreiche Tipps. Aber auch Internetseiten ersetzen oftmals keine ausführliche Beratung.

Sollten Sie sich gerade in einer stationären Reha befinden, können Sie dort beim Sozialfachdienst einen Beratungstermin vereinbaren. Oder aber Sie rufen beim kostenfreien Servicetelefon der Deutschen Rentenversicherung 0800 1000 4800 an. Bitte legen Sie sich Ihre Rentenversicherungsnummer bereit.

Ansonsten bietet die Deutsche Rentenversicherung regelmäßig Beratungstermine in Ihrer Nähe an. Die Termine werden in der Regel in der örtlichen Presse oder in den Gemeindeblättern veröffentlicht. Weitere Auskünfte zu den Terminen bekommen Sie auch im Rathaus oder den örtlichen Bürgerbüros.

Eine weitere Möglichkeit ist ein Beratungstermin bei einem Versichertenältesten. Versichertenälteste sind ehrenamtliche Mitarbeiter der Deutschen Rentenversicherung. Die Adressen bekommen Sie bei Ihrer Beratungsstelle. Wenn Sie Mitglied der DCCV sind, können Sie auch den Arbeitskreis Sozialrecht kontaktieren.

189 Kann mir der Arbeitgeber wegen meiner Erkrankung kündigen?

Leider ja. Krankheit ist ein Grund für eine so genannte personenbedingte Kündigung, insbesondere dann, wenn durch eine lang andauernde Erkrankung oder häufige Kurzerkrankungen die betrieblichen Interessen unzumutbar beeinträchtigt werden.

Gerade kleine Betriebe möchten einen Arbeitsplatz in der Regel möglichst bald wieder besetzen, wenn nicht absehbar ist, ob und wann ein Arbeitnehmer seine Arbeitsaufgaben wieder erfüllen kann und eine Ersetzung des Arbeitnehmers innerhalb des Betriebs nicht möglich ist. Entscheidend sind jeweils die Verhältnisse im Einzelfall.

Wann gilt das Kündigungsschutzgesetz und welchen Schutz bietet es? 190

Das Kündigungsschutzgesetz ist, wie viele Gesetze, bereits verändert worden, und darum muss man unterscheiden:

1. Das Gesetz gilt für Arbeitnehmer, deren Arbeitsverhältnis bis zum 31.12.2003 begonnen hat, wenn sie eine Betriebszugehörigkeit von mindestens 6 Monaten haben und in dem Betrieb in der Regel mehr als fünf Arbeitnehmer (ohne Auszubildende) beschäftigt sind.
2. Das Gesetz gilt für Arbeitnehmer, deren Arbeitsverhältnis nach dem 31.12.2003 begonnen hat, wenn sie eine Betriebszugehörigkeit von mindestens 6 Monaten haben und in dem Betrieb mehr als 10 Arbeitnehmer (ohne Auszubildende) beschäftigt sind.

Das Kündigungsschutzgesetz eröffnet dem Arbeitnehmer die Möglichkeit, gerichtlich überprüfen zu lassen, ob die Kündigung des Arbeitgebers sozial ungerechtfertigt ist. Das ist dann der Fall, wenn die Kündigung nicht durch Gründe in der Person, dem Verhalten oder dringende betriebliche Erfordernisse, die einer Weiterbeschäftigung entgegenstehen, gerechtfertigt ist. Auch die Einhaltung der gesetzlich geregelten Kündigungsfristen wird geprüft.

Ein darüber hinaus gehender Kündigungsschutz ist in vielen brancheneigenen Tarifvereinbarungen enthalten. Die Bindung an einen solchen Tarif muss Bestandteil des Arbeitsvertrages sein. Für anerkannt Schwerbehinderte gelten daneben die besonderen Bestimmungen des Sozialgesetzbuches IX (➡ Frage 165).

Was ist im Fall einer krankheitsbedingten Kündigung zu tun? 191

Die Beweislast, dass ein Kündigungsgrund vorliegt, dass eine Kündigung (wegen Krankheit) unumgänglich war und dass die Kündigungsfristen eingehalten wurden, liegt stets beim Arbeitgeber. Von daher sollte jeder Arbeitnehmer eine Kündigung juristisch prüfen lassen. Dies leisten eine Gewerkschaft oder ein Rechtsanwalt. Im Zweifelsfall sollte sich der Arbeitnehmer zu einer Klage beim Arbeitsgericht entschließen. Hierbei sind allerdings wichtige Fristen zu beachten (➡ Frage 197).

Bis wann und wie muss ich einer Kündigung widersprechen? 192

Wenn Sie überzeugt sind, dass eine Kündigung nicht rechtens ist, müssen Sie innerhalb von drei Wochen nach dem Zugang der Kündigung beim zuständigen Arbeitsgericht eine Klage auf Feststellung der Rechtsunwirksamkeit der

Kündigung schriftlich einreichen. Ist diese Frist verstrichen, gilt die Kündigung als rechtswirksam und kann nicht mehr angegriffen werden.

Die Beweislast für die fristgerechte Klageerhebung liegt beim Arbeitnehmer, so dass die Klage in jedem Fall mit Zustellnachweis erhoben werden sollte, oder am besten mit fachkundiger Hilfe durch die bei den Arbeitsgerichten angesiedelten Rechtsantragsstellen, einen Anwalt oder eine Gewerkschaft.

Die Klagefrist beginnt mit Zugang der Kündigung, d.h. ggf. nicht erst mit dem Tag, an welchem man das Kündigungsschreiben in der Hand hält, sondern schon mit dem Tag, an dem ein Einwurfeinschreiben oder der Benachrichtigungszettel über ein Einschreiben in den Briefkasten geworfen wurden. Man muss also als Arbeitnehmer darauf achten, dass der Briefkasten regelmäßig geleert wird bzw. ein Nachsendeauftrag erteilt ist.

Nicht selten treffen Kündigungen gerade zu Beginn eines Krankenhausaufenthaltes oder einer medizinischen Rehabilitation ein.

Manchmal hat ein Arbeitnehmer alle zumutbaren Sorgfaltspflichten erfüllt, konnte die Klagefrist von drei Wochen aber trotzdem nicht einhalten. Dann kann er die Klage gegen Rechtswirksamkeit der Kündigung doch noch bei Gericht einreichen, wenn er zugleich einen Antrag auf nachträgliche Klagezulassung beilegt. Wichtig ist, dass er das innerhalb von zwei Wochen nach Wegfall seiner Verhinderung einreicht. Und seit dem Ablauf der versäumten Klagefrist dürfen noch keine 6 Monate vergangen sein.

193 Wie sind die Erfolgsaussichten vor Gericht?

Wenn Ihnen wegen Krankheit gekündigt wurde, sind die Erfolgsaussichten vor Gericht gar nicht schlecht. Das gilt insbesondere dann, wenn Sie dem Arbeitgeber wieder mit Ihrer Arbeitskraft zur Verfügung stehen, sich Ihr gesundheitlicher Zustand also wieder gebessert hat. Wenn Ihrer Kündigung andere Gründe nur vorgeschoben wurden, kann meist ein Kompromiss erzielt werden. Arbeitgeber sind meistens bereit, eine finanzielle Abfindung in Höhe von zwei bis sechs Monatsbezügen zu zahlen.

194 Welche Gerichtskosten entstehen mir, wenn ich vor dem Arbeitsgericht bei einem Kündigungsschutzverfahren verliere?

Arbeitnehmer zahlen vor dem Arbeitsgericht keine Gerichtskosten. Wenn Sie sich einen Rechtsanwalt nehmen, müssen Sie ein Honorar entrichten. Die Gebührenhöhe richtet sich nach dem Gegenstands- oder Streitwert. Wenn Sie einen Anwalt beauftragen wollen, können Sie vorab um eine Kostenschätzung bitten. Im Internet finden Sie Kostenrechner, die Ihnen einen Überblick verschaffen (z.B. http://www.justiz.nrw.de/BS/Hilfen/Kostenrechner.php).

Was ist bei einer Abfindung zu beachten? 195

Abfindungen (= Entlassungsentschädigungen) haben in der Praxis große Bedeutung. Sie sind ihrem Grundgedanken nach Zahlungen des Arbeitgebers, die den Verlust des Arbeitsplatzes ausgleichen sollen. Genauso soll das Arbeitslosengeld den Verlust der Arbeit und des Lohnanspruchs ausgleichen. Hier will der Gesetzgeber Doppelzahlungen vermeiden. So ruht der Anspruch auf Arbeitslosengeld, wenn mit der Abfindung ein Arbeitsverhältnis ohne Einhaltung der arbeitsvertraglichen Kündigungsfrist beendet worden ist. Erst von dem Tag an, an dem die Arbeitslosigkeit bei Einhaltung der Kündigungsfrist begonnen hätte, besteht ein Anspruch auf Arbeitslosengeld. Weitere Auswirkungen hat die Zahlung der Abfindung nicht. Es kommt also nur zu einer Verschiebung des Leistungszeitraums.

Beispiel: Die Chefsekretärin Elfriede Müller erhält am 30.09. die Kündigung. Nach Ihrem Arbeitsvertrag könnte ihr erst zum 31.12. gekündigt werden. Frau Müller erhält aber eine Abfindung in Höhe von drei Monatsgehältern.

Wenn Frau Müller die Kündigung so hinnimmt und sich am 1.10. bei der zuständigen Arbeitsagentur arbeitslos meldet, erhält sie ab sofort Arbeitslosengeld?

Nein, ihr Anspruch auf Arbeitslosengeld ruht bis zum Ende des Zeitraums, der ihrer vertraglichen Kündigungsfrist entspricht. Frau Müller muss die nächsten drei Monate von der Abfindung leben, ihr Anspruch ruht. Erst ab dem 1. Januar wird sie Arbeitslosengeld beziehen.

Gravierende Folgen treten ein, wenn ein Arbeitgeber einen Aufhebungsvertrag unterzeichnet. In Zeiten hoher Arbeitslosigkeit will der Gesetzgeber verhindern, dass sich Arbeitnehmer an der Auflösung ihres Arbeitsverhältnisses aktiv beteiligen. Der Anspruch auf Arbeitslosengeld ruht für die Dauer einer Sperrzeit. Diese Sperrzeit beträgt in der Regel zwölf Wochen und führt auch zu einer Minderung der Anspruchsdauer.

Zu beachten ist darüber hinaus, dass die Zahlung einer Abfindung den Anspruch auf „Hartz IV"- Leistungen mindern kann.

Was bewirkt der besondere Kündigungsschutz für Schwerbehinderte? 196

Wenn ein Arbeitgeber einem schwerbehinderten Menschen oder Gleichgestellten kündigen will, braucht er vorher die Zustimmung des Integrationsamtes. Auch der Betriebsrat/Personalrat und die Schwerbehindertenvertretung müssen angehört werden. Eine Kündigung ohne Zustimmung und Anhörung ist nichtig. Allerdings setzt der Kündigungsschutz erst nach einer Betriebszugehörigkeit von 6 Monaten ein.

197 Wie läuft das Kündigungsverfahren bei Schwerbehinderten?

Der Arbeitgeber muss bei dem für den Sitz des Betriebes oder der Dienststelle zuständigen Integrationsamt die Zustimmung zur Kündigung schriftlich beantragen. Das Integrationsamt holt eine Stellungnahme des Betriebsrates oder Personalrates und der Schwerbehindertenvertretung ein und hört auch den schwerbehinderten Menschen an.

Das Ziel des Integrationsamtes ist es dabei, auf eine gütliche Einigung hinzuwirken.

Sobald der Antrag des Arbeitgebers eingegangen ist, soll das Integrationsamt seine Entscheidung innerhalb eines Monats treffen. Die Entscheidung wird dem Arbeitgeber und dem schwerbehinderten Menschen zugestellt, der Bundesagentur für Arbeit wird ebenfalls eine Abschrift der Entscheidung übersandt. Erteilt das Integrationsamt die Zustimmung zur Kündigung, kann sie der Arbeitgeber nur innerhalb eines Monats nach Zustellung erklären. Widerspruch und Anfechtungsklage des Arbeitnehmers gegen die Zustimmung des Integrationsamtes zur Kündigung haben keine aufschiebende Wirkung.

198 Wie lange bekomme ich Krankengeld?

Die Dauer der Krankengeldzahlungen ist insgesamt nicht begrenzt. Für den Fall einer Arbeitsunfähigkeit wegen *derselben Krankheit* bekommt man Krankengeld jedoch nur für den Zeitraum von insgesamt 78 Wochen (=1½ Jahre) innerhalb von je 3 Jahren.

Tritt während der bestehenden Arbeitsunfähigkeit eine weitere Krankheit hinzu, wird die Leistungsdauer nicht verlängert.

Zeiten, in denen das Krankengeld ruht (z.B. Entgeltfortzahlung durch den Arbeitgeber), werden auf die Höchstbezugsdauer des Krankengeldes angerechnet.

(Rechtsstand Juni 2015)

Was mache ich, wenn mein Krankengeldanspruch ausläuft? 199

Machen Sie sich frühzeitig Gedanken, wie es mit Ihrer Berufstätigkeit voraussichtlich weitergehen könnte: Ist ein Arbeitsplatzwechsel beim bisherigen Arbeitgeber möglich? Kann eine Vollzeitstelle in eine Teilzeitstelle umgewandelt werden? Oder sehen Sie die Möglichkeit, Ihren Arbeitsplatz zu wechseln?

Wenn Sie Lohnersatzleistungen wie Rente, Rehabilitation oder Leistungen vom Arbeitsamt in Anspruch nehmen wollen, denken Sie daran, rechtzeitig die Anträge zu stellen. Die Rentenversicherung wird auch bei einem *Rentenantrag* prüfen, ob Leistungen zur medizinischen Rehabilitation (➡ Frage 200ff) sinnvoll sind („Reha vor Rente") und Ihren Rentenantrag ggf. als Reha-Antrag behandeln. Leistungen vom Arbeitsamt setzen in der Regel voraus, dass Sie dem Arbeitsmarkt grundsätzlich noch zur Verfügung stehen könnten, auch wenn kein Arbeitsverhältnis zustande kommt.

Gerade wegen des schubweise und oft unberechenbaren Verlaufs von Colitis ulcerosa und Morbus Crohn sollten Sie sich rechtzeitig (spätestens nach 12 Monaten Krankengeldbezug binnen 3 Jahren) sozialmedizinisch beraten lassen, im Zweifel einen Reha-Antrag stellen. Sie sollten auch mit Krankschreibungen haushalten.

(Rechtsstand Juni 2015)

Was ist zu beachten bei Arbeitslosigkeit und Krankheit? 200

Wenn Sie arbeitslos sind und krank werden, melden Sie Ihre Erkrankung der Agentur für Arbeit wie sonst einem Arbeitgeber.

Für Bezieher von Arbeitslosengeld I zahlt die Agentur für Arbeit das Arbeitslosengeld in unveränderter Höhe für 6 Wochen weiter. Anschließend haben Sie einen Anspruch auf Krankengeld gegenüber der Krankenkasse. Das Krankengeld entspricht in seiner Höhe dem Arbeitslosengeld.

Bezieher von Arbeitslosengeld II haben keinen Anspruch auf Krankengeld durch ihre Krankenkasse. Die Agentur für Arbeit zahlt im Falle der Arbeitsunfähigkeit auch nach 6 Wochen das Arbeitslosengeld II in unveränderter Höhe weiter.

(Rechtsstand Juni 2015)

201 Mir werden die Arznei- und Verbandsmittel-Zuzahlungen zu teuer. – Wann und wie kann ich davon befreit werden?

Versicherte leisten Zuzahlungen während eines Kalenderjahres nur bis zur Belastungsgrenze von 2 % der jährlichen Bruttoeinnahmen zum Lebensunterhalt.

Zu den Bruttoeinnahmen zählen u. a. Arbeitsentgelt, Einkünfte aus selbstständiger Tätigkeit und Kapitalvermögen sowie Vermietung bzw. Verpachtung, außerdem Arbeitslosengeld und Bruttobeträge von (Betriebs-)Renten. Im Übrigen zählen grundsätzlich alle sonstigen Einnahmen zum Lebensunterhalt, selbst wenn sie steuerfrei sind. Nicht zu den Bruttoeinnahmen rechnen z.B. solche, die einen schädigungsbedingten Mehraufwand ausgleichen (z.B. Grundrenten für Beschädigte nach dem Bundesversorgungsgesetz) sowie Kindergeld, BAföG, Elterngeld, Leistungen der Pflegeversicherung. Bei bestimmten Personen, z.B. Beziehern von Hilfe bzw. Leistungen zum Lebensunterhalt oder Grundsicherung (u. a. SGB II bzw. XII oder Bundesversorgungsgesetz), bei Heimunterbringung auf Kosten eines Trägers der Sozialhilfe, der Kriegsopferfürsorge oder bei Versicherten, die keine bzw. niedrige Einnahmen haben, ist der Regelsatz des Haushaltsvorstandes bzw. die Regelleistung maßgebend.

Für chronisch Kranke, die wegen derselben schwerwiegenden Krankheit in Dauerbehandlung sind, beträgt die Belastungsgrenze 1 % (für alle Angehörigen des Familienhaushaltes). Als chronisch krank gilt ein Versicherter, wenn er wenigstens ein Jahr lang mindestens einmal pro Quartal ärztlich behandelt wurde und zusätzlich eines der folgenden Merkmale zutrifft:

- Pflegebedürftigkeit der Pflegestufe II oder III (nach einem Jahr wird Dauerbehandlung unterstellt)
- mindestens einen GdB von 60 hat, oder eine MdE (Minderung der Erwerbsfähigkeit) von 60
- eine kontinuierliche medizinische Versorgung ist erforderlich, ohne die eine lebensbedrohliche Verschlimmerung der Erkrankung, eine Verminderung der Lebenserwartung oder eine dauerhafte Beeinträchtigung der Lebensqualität zu erwarten ist.

Seit der letzten Gesundheitsreform ist es nach §62 SGB V für die Reduzierung der Zuzahlungen erforderlich, dass der Arzt „therapiegerechtes Verhalten“ feststellt. Dieser Ausdruck ist aber nicht hinreichend definiert, und so wird der Arzt das therapiegerechte Verhalten in der Regel bescheinigen, wenn Sie nicht ausdrücklich zugegeben oder gesagt haben, dass Sie sich nicht so verhalten, also z.B. Ihre Medikamente nicht einnehmen.

Die Zuzahlungen und die Bruttoeinnahmen der im gemeinsamen Haushalt lebenden Angehörigen (Ehegatte einschließlich Lebenspartner, familienversicherte Kinder) werden jeweils zusammengerechnet (ggf. abzüglich Freibeträge).

Weitere Informationen erhalten Sie bei Ihrer Krankenkasse, dort ist auch der Antrag auf die Zuzahlungsbefreiung zu stellen.

(Rechtsstand Juni 2015)

Wann habe ich einen Sozialhilfeanspruch? 202

Anspruch auf Sozialhilfe haben alle Personen, die sich in einer persönlichen Notsituation befinden und nicht in der Lage sind, für sich oder den Unterhalt ihrer Familie aufzukommen. Sozialhilfe ist ergänzende Hilfe. Sie setzt erst dort ein, wo alle anderen finanziellen Quellen (z.B. Arbeitgeber, Arbeitslosenkasse, Vermögen, Versicherungen) ausgeschöpft sind. Menschen, die 65 Jahre oder älter sind, haben einen Anspruch auf Grundsicherung im Alter. Der Antrag wird beim Sozialhilfeträger (Landkreis- oder Stadtverwaltung) gestellt. Die gesetzliche Anspruchsgrundlage sind §§ 19, 41 bis 46 SGB XII.

Dauerhaft voll erwerbsgeminderte Personen, die mindestens 18 Jahre alt sind, haben Anspruch auf Grundsicherung für Erwerbsgeminderte. Der Antrag ist beim Sozialamt nach §§ 19, 41 ff. SGB XII zu stellen.

Die dauerhafte volle Erwerbsminderung ist durch Rentenbescheid nachzuweisen. Wenn kein Rentenbescheid vorliegt, muss eine Rente beantragt werden. Bei fehlenden Anspruchszeiten erstellt der Rententräger ein Gutachten; die Kosten dafür (rund 300 EUR) trägt dann das Sozialamt.

Die Höhe der Grundsicherungsleistung ist individuell zu errechnen:

Grundsicherungsbedarf - Einkommen = Grundsicherungsleistung

Grundsicherungsbedarf: 345 EUR Regelsatz + angemessene Wohnungskosten + Mehrbedarf(e)

Einkommen: Alle Einnahmen – Abzugsfähige Versicherungen – Freibetrag auf Erwerbseinkommen

Die Altersgruppe ab 15 bis 64 Jahre gilt grundsätzlich als erwerbsfähig, wenn eine Tätigkeit von mindestens 3 Stunden täglich möglich ist. Dieser Personenkreis hat Ansprüche nach dem SGB II auf Geldleistungen und auf Eingliederung in Arbeit. Auch der Partner und eigene minderjährige Kinder erhalten dann Geldleistungen nach dem SGB II. Der Antrag ist bei der Arbeitsagentur zu stellen. Gesetzliche Anspruchsgrundlage ist § 7 SGB II. Wichtig: Arbeitslosengeld II setzt *keine* Sozialversicherungszeiten voraus. Auch wer bisher selbstständig oder als Beamter tätig war, Kinder betreute oder nur lang zurück liegende Versicherungszeiten nachweisen kann, hat Anspruch auf Arbeitslosengeld II.

Jeder ALG II-Berechtigte hat automatisch Anspruch auf Aufnahme in die Gesetzliche Krankenversicherung (GKV); Rechtsgrundlage ist § 5 SGB V.

Wichtig: Auch Alleinerziehende, Schüler, berufsunfähig Erkrankte und teilweise Erwerbsgeminderte (unter 6, aber mindestens 3 Stunden täglich arbeitsfähig) sind grundsätzlich erwerbsfähig und haben Ansprüche nach SGB II. Eine Arbeitstätigkeit wird aber nicht erwartet, soweit sie nicht tatsächlich zugemutet werden kann.

Personengruppen, die kein ALG II (und keine Grundsicherung im Alter und bei dauerhafter, voller Erwerbsminderung) beantragen können, sind Altersrentner unter 65 Jahren und Personen, die länger als 6 Monate stationär (z.B. im Krankenhaus) untergebracht sind.

Befristet Erwerbsgeminderte haben Anspruch auf Hilfe zum Lebensunterhalt nach §§ 19, 27-40 SGB XII.

Auszubildende und Studenten haben ausschließlich Anspruch auf Berufsausbildungsbeihilfe nach dem SGB III bzw. Ausbildungsförderung nach dem BAföG.

Kinder bis 14 Jahre erhalten Sozialgeld (§ 28 SGB II), wenn ein Elternteil ALG II erhält. Ansonsten beziehen sie Hilfe zum Lebensunterhalt nach §§ 19, 27-40 SGB XII.

Weitere Auskünfte hierzu gibt es bei den Sozialämtern.

(Rechtsstand Juni 2015)

R. Fragen zur medizinischen und beruflichen Rehabilitation

Was ist Rehabilitation? 203

Rehabilitation bedeutet allgemein, einen Erkrankten oder Behinderten in die Lage zu versetzen, möglichst viele Lebensfunktionen wieder oder ähnlich einem Nichtbehinderten wahrzunehmen: sich fortzubewegen, zu genießen, kontaktfähig und gesellig zu sein, sich selbst und den eigenen Haushalt zu versorgen, Pflichten auch für andere zu übernehmen, für den eigenen Lebensunterhalt zu sorgen.

Im Rahmen sozialgesetzlicher Regelungen ist Rehabilitation im Hinblick auf die Leistungspflicht einer Sozialversicherung (d.h. auch im Hinblick auf den Anspruch des Versicherten) jeweils enger definiert:

a) gesetzliche Unfallversicherung (= Berufsgenossenschaft)
Rehabilitationsansprüche bestehen gegenüber der Unfallversicherung, wenn die zugrunde liegende Krankheit eine anerkannte Berufskrankheit ist, oder wenn es sich um einen Arbeits- oder Wegeunfall gehandelt hat. Sie begründen dann Ansprüche auf Krankenbehandlung, medizinische und berufliche Rehabilitation. Die CED ist keine anerkannte Berufskrankheit.

b) gesetzliche Rentenversicherung (Deutsche Rentenversicherung Bund, Deutsche Rentenversicherung Knappschaft, Bahn, See, Deutsche Rentenversicherung Regional)
Rehabilitationsansprüche bestehen gegenüber der Rentenversicherung (Altersvorsorge),

- wenn der/die Versicherte in den letzten zwei Jahren vor der Antragstellung sechs Kalendermonate pflichtversichert war,
- wenn der/die Versicherte vermindert erwerbsfähig ist oder dies in absehbarer Zeit zu erwarten ist,
- wenn durch Maßnahmen der Rehabilitation diese Minderung des Leistungsvermögens voraussichtlich abgewendet werden kann,
- wenn die allgemeine Wartezeit von fünf Jahren erfüllt ist,
- wenn der/die Versicherte eine Rente wegen Erwerbsminderung bezieht und durch die medizinische Rehabilitation diese Einschränkung des Leistungsvermögens beseitigt werden kann,
- wenn keine Leistungen in Form des Altersruhegeldes bezogen werden

- und wenn keine Leistungen bezogen werden, die regelmäßig bis zum Beginn einer Altersrente gezahlt werden.

Sie begründen dann Ansprüche auf medizinische und berufliche Rehabilitation, einschließlich bestimmter Nachsorgemaßnahmen über 6 Monate.

c) gesetzliche Arbeitslosenversicherung (Bundesagentur für Arbeit)
Rehabilitationsansprüche bestehen gegenüber der Arbeitslosenversicherung, wenn für die Eingliederung ins Erwerbsleben nach Art und Schwere einer Behinderung besondere Leistungen der beruflichen Förderung und besondere Hilfen zur Wiedereingliederung ins Erwerbsleben erforderlich sind. Eine förderungswürdige Behinderung muss nicht durch die Anerkennung nach dem Schwerbehindertengesetz ausgewiesen sein. Die Ansprüche begründen eine behindertengerechte Arbeitsvermittlung, Arbeitserprobungs- und Berufsfindungsmaßnahmen und berufliche Rehabilitation.

d) gesetzliche Krankenversicherung (Krankenkasse)
Rehabilitationsansprüche bestehen gegenüber der Krankenversicherung, wenn die unter a) und b) genannten versicherungsrechtlichen Voraussetzungen für eine Trägerschaft der gesetzlichen Unfall- oder Rentenversicherung nicht gegeben sind, aber medizinische Rehabilitationsbedürftigkeit besteht.
Diese Ansprüche auf medizinische Rehabilitation zielen auf die möglichst frühzeitige Beseitigung oder Verminderung voraussichtlich nicht nur vorübergehender Fähigkeitsstörungen oder krankheitsbedingter Beeinträchtigungen (bei Rentnern nach dem Motto: „Reha vor Pflege“).
Besonders gravierend ist dies nach operativen Eingriffen als Anschlussrehabilitation zum Kostaufbau, Bauchdecken- und Mobilitätstraining, zur Stomatherapie, Abklärung und Besserung einer Stuhlinkontinenz, aber oft auch zur Hilfe bei der Krankheitsbewältigung und zum Auffangen depressiver oder angstgeprägter Reaktionen.

e) Kommunale Fürsorge (örtlich: Sozialamt, überörtlich: Landschaftsverband)
Rehabilitationsansprüche bestehen gegenüber der kommunalen Fürsorge, wenn aus versicherungsrechtlichen Gründen die typischen Kostenträger von Rehabilitationsmaßnahmen (Renten-, Kranken-, Unfall-, Arbeitslosenversicherung) keine Leistungen übernehmen. Sie begründen dann Ansprüche auf medizinische, zum Teil auch berufliche Rehabilitation, wobei die Bemessungsmaßstäbe strenger sein können.

204 Was ist medizinische Rehabilitation?

Als medizinische Rehabilitation bezeichnet man die Behandlung einer chronischen Krankheit, einschließlich ihrer psychischen und sozialen Folgen, mit einem multiprofessionellen Ansatz („therapeutisches Team“). Ein Kerngedanke ist, dass körperliche Erkrankung, seelisches Erleben und soziale Situation sich wechselseitig beeinflussen: Wie körperliche Krankheit auf das seelische Befinden wirkt, wirkt dieses auch auf die körperliche Krankheit zurück. Wie körperliches und seelisches Befinden sich auf das Sozialverhalten auswirken, verändern die sozialen Einflüsse auch körperliche Symptome und seelisches Befinden. Chronische Krankheit mit Behinderung kann nie eindimensional sein, somit auch nicht deren Behandlung.

In der medizinischen Rehabilitation geht es darum zu lernen, mit der Krankheit umzugehen (= „Coping“) und ein Höchstmaß an Selbstständigkeit, Eigenverantwortung und sozialer Integration zu erreichen. Medizinische Rehabilitation setzt die aktive Mitwirkung des Betroffenen voraus.

Was passiert eigentlich während einer medizinischen Rehabilitationsbehandlung? 205

Im konkreten Einzelfall bedarf die medizinische Rehabilitation einer Zielvereinbarung zwischen dem Betroffenen und dem Behandlungsteam, da die Probleme jedes CED-Kranken sehr unterschiedlich sind und da das binnen eines Behandlungszeitraumes Erreichbare begrenzt ist.

Der Arzt ist und bleibt in der Regel die zentrale Bezugsperson für einen Patienten mit Colitis ulcerosa oder Morbus Crohn, auch in der Rehabilitation. Aber Krankenpflegekräfte, Psychologe/in, Kreativ- und Physiotherapeut/innen, Ernährungsberater/innen, Stomatherapeuten/innen und Sozialarbeiter/innen wirken je nach Problemlage an der Behandlung mit. Ihre Rolle wird in vielen Einzelfällen dominieren. Im gemeinsamen „therapeutischen Team“ werden regelmäßig die Erkenntnisse ausgetauscht und individuell auf den einzelnen Patienten bezogene Behandlungsschwerpunkte festgelegt.

Bei jedem Patienten wird eine ausführliche Krankheitsvorgeschichte erhoben und eine Krankheitsbilanz gezogen. Es erfolgt eine gründliche körperliche Untersuchung. Die Erhebung der biographischen und beruflichen Vorgeschichte zeigt oft Problembereiche auf.

Nach dem Willen des Gesetzes sollten die medizinische Labor- und morphologische Diagnostik (Endoskopie, Röntgen, Ultraschall) und die medizinische Funktionsdiagnostik (H_2-Teste, biochemische Resorptionsteste, Stuhlanalyse, Passagezeiten, Druckmessungen des Enddarmschließmuskels) vor einer medizinischen Rehabilitation abgeschlossen sein und vorliegen. Die Praxis sieht anders aus, so dass die Rehabilitationskliniken hier oft noch ergänzend tätig werden. Da in diesen Kliniken in der Regel ein besonderes Know-how und viel Erfahrung vorliegen, wird dies auch genutzt.

Die originäre Diagnostik in der medizinischen Rehabilitation gilt der Feststellung des verbliebenen und/oder wieder erreichbaren Leistungsvermögens. Hier spielen entsprechende Untersuchungsverfahren (z.B. Ergometrie mit Puls- und Blutdruckkontrolle, psychometrische und Belastungsteste) eine große Rolle. Sie sind auch die Grundlage für die individuell angepasste Bewegungs- und Sporttherapie.

Gesundheitstraining für Colitis- und Crohn-Patienten findet in krankheitsbezogenen Gruppen statt. Hier werden Informationen zur Krankheit, zu Untersuchungsverfahren, Behandlungsmöglichkeiten, Risiken und speziell interessierenden Fragen vermittelt. Diese Gruppen bieten zugleich die Möglichkeiten zur Begegnung mit gleichfalls Betroffenen und zum Kennenlernen anderer Biographien und Bewältigungsstrategien. Damit hierfür genügend Raum und eine ausreichende Vertrauensbasis gegeben sind, sollen diese Gruppen von Anfang bis Ende zusammenbleiben („geschlossene Gruppe").

Der Arzt muss dem Einzelnen ausreichend zur Verfügung stehen. Es finden Visiten und/oder Sprechstunden statt. Zusätzlich besteht die Möglichkeit zu Arzteinzelgesprächen. Für schwierige Krankheitsphasen, Verschlimmerungen oder spezielle Therapien (Infusion, Sonden) ist jederzeit ein Arztbereitschaftsdienst im Haus und ein Facharzt rufbereit. Zudem tut permanent eine Krankenpflegekraft Dienst.

Häufig haben CED-Kranke Ernährungsprobleme. Hierfür bestehen Möglichkeiten einer gezielten Ernährungsberatung und -behandlung. Im Falle von Krankheitsschüben, ausgedehnten Dünndarmresektionen oder speziellen Schubbehandlungen sind die Voraussetzungen für eine Infusionsbehandlung, eine vorübergehende parenterale Ernährung oder eine enterale Sondenbehandlung gegeben.

In einigen Rehabilitationskliniken bestehen spezielle Möglichkeiten und Erfahrungen in der Diagnostik und Behandlung (Biofeedback) bei Stuhlinkontinenz.

Auch eine psychotherapeutische Behandlung kann in einer (Krankheitsverarbeitungs-, Krankheitsbewältigungs-)Gruppe unter der Leitung eines Psychotherapeuten oder ausgebildeten Klinischen Psychologen, in psychotherapeutischen Einzelgesprächen und durch die Vermittlung von Entspannungsmethoden erfolgen.

Bedarfsweise werden eine qualifizierte Stomatherapie, Fistelspülungen, -drainage oder andere Wundbehandlungen angeboten.

Krankengymnastik, Bewegungs- und Sporttherapie wirken auf ein Muskelaufbautraining und auf den Abbau körperlicher Schonhaltung hin. Sport, Kunst- und Kreativtherapie, Schwimmen im Bewegungsbad sollen den CED-Kranken herausführen aus Isolation und Introvertiertheit.

Die berufliche und soziale Reintegration wird vorbereitet durch Sozial-, Lebens- und Berufsberatung. Die Rehabilitations-Fachberatung kann gegebenenfalls berufsfördernde Maßnahmen bereits einleiten.

Wie komme ich an eine medizinische Rehabilitationsbehandlung? 206

Sie stellen einen Antrag an den wahrscheinlich zuständigen Kostenträger (➡ Frage 203). Liegen Sie im Krankenhaus, nimmt Ihnen der Klinik-Sozialdienst die Antragstellung weitgehend ab und kümmert sich auch um den Kostenträger. Im Sozialgesetzbuch IX ist festgelegt, dass es in jedem Landkreis und jeder kreisfreien Stadt eine gemeinsame Servicestelle für Rehabilitation geben muss. Diese Servicestelle ist für alle Kostenträger und alle Formen der Rehabilitation zuständig. Wenden Sie sich mit Ihrem Rehabilitationswunsch an die gemeinsame Servicestelle für Rehabilitation in Ihrer Nähe. Sie wird Ihr Anliegen an die zuständige Stelle leiten. Die Adresse finden Sie im Internet unter http://www.reha-servicestellen.de/.

Wie lange dauert eine medizinische Rehabilitationsbehandlung? 207

Eine medizinische Rehabilitationsbehandlung kann unterschiedlich lang sein. 1996 hat der Bundestag beschlossen, dass die Dauer in der Regel 3 Wochen betragen soll. In vorhersehbar begründeten Fällen bewilligt der Kostenträger aber auch eine Dauer von 4 Wochen oder länger. Je nach Verlauf können die Ärzte in der Rehabilitation auch eine Verlängerung beantragen.

Wie lange muss ich nach der Bewilligung einer medizinischen Rehabilitation auf deren Beginn warten? 208

Eine Anschlussrehabilitation soll spätestens 2 Wochen nach einer Krankenhausbehandlung beginnen. Bei anderen medizinischen Rehabilitationsmaßnahmen ist mit Wartezeiten von einigen Wochen (selten auch Monaten) zu rechnen. Steht die Einrichtung fest, können Sie sich dort erkundigen und ggf. auch einen für Sie günstigen Termin absprechen. Schüler sollten die Sommerferien bevorzugen, da sie dann auch eher andere Jugendliche antreffen.

209 Wie oft habe ich Anspruch auf eine medizinische Rehabilitationsbehandlung?

Solange das Rehabilitationsziel erreichbar erscheint, gibt es keine Begrenzung der Häufigkeit.

Wiederholungsintervalle hat der Gesetzgeber auf alle 4 Jahre begrenzt. Ist der Versicherte jedoch erwerbsgemindert oder ist dies in absehbarer Zeit zu befürchten oder liegen sonstige gesundheitliche Gründe vor, die eine vorzeitige wiederholte medizinische Rehabilitation dringend erforderlich machen, ist diese 4-Jahres-Frist nicht bindend. Das gilt vor allem für den Fall einer Anschlussheilbehandlung (AHB).

210 Was ist berufliche Rehabilitation?

Berufliche Rehabilitation wird oft gleichgesetzt mit Umschulung, das stimmt so aber nicht. Vielmehr kann berufliche Rehabilitation auch eine andere Form der Weiterqualifikation sein (z.B. EDV-Kurse, Führerscheinerwerb) oder eine behindertengerechte Anpassung des Arbeitsplatzes (z.B. Aufstellen einer schnell erreichbaren Toilette) oder finanzielle Eingliederungshilfen umfassen. Auch die spezielle Arbeitsvermittlung des Behinderten und die stufenweise Wiedereingliederung nach längerer Arbeitsunfähigkeit gehören hierzu. Achten Sie bitte auf die so genannte Blockfrist: Innerhalb von 3 Jahren bekommen Sie für dieselbe Erkrankung bis zu 78 Wochen Lohnfortzahlung bzw. Krankengeld, einschließlich der 6 Wochen des Arbeitgebers.

211 Was bedeutet Umschulung?

Als Umschulung bezeichnet man das Erlernen eines qualifizierten neuen Berufes, in der Regel in einem Berufsförderungswerk. Während eine vergleichbare Lehre meistens 3 Jahre dauert, beträgt die Zeit für eine entsprechende Umschulung meistens nur 2 Jahre. Die Anforderungen an Lernvermögen, Motivation und Fleiß sind hoch. Es sind nur recht kurze Ausfallzeiten zulässig und zu verkraften. Das ist insbesondere bei Krankheitsverläufen mit häufigen Schüben (wie bei einer CED) zu berücksichtigen.

212 Wie komme ich an eine Umschulung?

Sie stellen einen Antrag auf Teilhabe am Arbeitsleben bei der Agentur für Arbeit mit einer Begründung, warum Sie behinderungsbedingt Ihre bisherige Tätigkeit nicht mehr ausüben können.

Haben Sie gleichzeitig noch medizinische Probleme (allgemeine Beschwerden, Probleme nach einer Operation, häufige Schübe o.a.), stellen Sie einen Antrag auf medizinische Rehabilitation und sprechen dort Ihre beruflichen Probleme an. Die Agentur für Arbeit muss dann nach § 14 Abs. 1 SGB IX innerhalb von 14 Tagen über die Zuständigkeit Ihres Antrages entscheiden. Wer letztendlich der Träger Ihrer Maßnahme ist und diese zu zahlen hat, wird nach dem SGB IX unter den Sozialleistungsträgern intern abgeklärt.

Welche Institution hilft bei welchen Fragen für Schwerbehinderte? 213

Um welche Frage geht es	Wer ist Ihr Ansprechpartner	Was kann bzw. wird geleistet
Neueinstellungen, Vermittlung	Agentur für Arbeit (es kann dafür auch der IFD* beauftragt werden	Arbeitsplatzvermittlung, Auswahl von Bewerbern, Zuschuss zum Arbeitsentgelt
Behindertengerechte Arbeitsplatzgestaltung	Integrationsamt Rehabilitationsträger	Beratung, Zuschuss, Darlehn
Berufsbegleitung schwerbehinderter Menschen	Integrationsamt (kann dafür aber auch IFD* beauftragen)	Individuelle Beratung und Betreuung
Arbeitsassistenz	Integrationsamt Rehabilitationsträger	Kostenübernahme/Budget
Qualifizierung	Agentur für Arbeit, Integrationsamt	Kostenübernahme bzw. Zuschuss
Berufsorientierung, Berufsberatung	Agentur für Arbeit (kann dafür auch IDF* beauftragen)	Beratung, Praktikumsvermittlung
Betriebliche Eingliederungsmaßnahme	Integrationsamt, Rehabilitationsträger	Beratung, Prämie
Integrationsvereinbarung	Integrationsamt	Beratung
Integrationsprojekte	Integrationsamt	Beratung, Zuschuss, Darlehen
Gleichstellung	Agentur für Arbeit	Entscheidung über Antrag
Schwerbehindertenausweis	Versorgungsamt	Ausstellung eines Schwerbehindertenausweises
Kündigung	Integrationsamt	Hilfe bei der Problemlösung, Erteilung bzw. Nichterteilung der Zustimmung

214 Wie lange muss ich nach Beantragung auf den Beginn einer beruflichen Rehabilitationsmaßnahme warten?

Das ist leider sehr unterschiedlich. Seit dem Jahr 2001 regelt das IX. Sozialgesetzbuch immerhin, dass zumindest eine Klärung, ob ein Sozialleistungsträger für die beantragte Leistung zuständig ist, nicht mehr als 2 Wochen benötigen darf.

Die Dauer bis zur endgültigen Entscheidung über die Gewährung der Leistung hängt davon ab, welche Leistung zur Teilhabe am Arbeitsleben ansteht, ob ein Eingliederungsvorschlag des Arbeitsamtes, ob Berufsfindungsmaßnahmen oder Arbeitsbelastungserprobungen erforderlich sind.

Über den Vorschlag einer stufenweisen Wiedereingliederung oder die Übernahme (finanzieller) Eingliederungshilfen kann kurzfristig innerhalb weniger Wochen entschieden werden.

Ein Eingliederungsvorschlag durch das Arbeitsamt dauert ca. 3 Monate – abhängig auch davon, ob ärztliche und/oder psychologische Untersuchungen erfolgen müssen. Berufsfindungsmaßnahmen und Arbeitsbelastungserprobungen können bis zu 2 Jahre in Anspruch nehmen.

Durchschnittlich dauerte 1994 bei der Bundesanstalt für Arbeit der Antritt einer Umschulung 1½ Jahre von der Antragstellung an. Die Fristen sind bei der gesetzlichen Rentenversicherung ähnlich. Die Dauer der Umschulung selbst beträgt in der Regel 2 Jahre. Inzwischen sind diese Wartezeiten deutlich kürzer geworden. Erkundigen Sie sich darüber beim Träger der Maßnahme.

Für seine Entscheidung wird der Sozialleistungsträger das Lebensalter des Rehabilitanden (Wie alt wird er sein, wenn er sich um eine erneute Anstellung bewirbt?) sowie das psychische und körperliche Durchhaltevermögen berücksichtigen.

215 Wie oft habe ich Anspruch auf eine berufliche Rehabilitationsmaßnahme?

Die Häufigkeit ist nicht gesetzlich limitiert. Aber sowohl für die Bundesagentur für Arbeit (örtliche *Agentur für Arbeit*) als auch für die Rentenversicherung bestehen Ermessensspielräume für die Bewilligung von Leistungen zur Teilhabe am Arbeitsleben. Entscheidendes Kriterium ist, ob vom Erfolg der Maßnahme ausgegangen werden kann (erfolgreicher Abschluss, erfolgreiche Wiedereingliederung ins Erwerbsleben). Waren frühere Leistungen zur Teilhabe am Arbeitsleben erfolglos, werden die Gründe für deren Scheitern geprüft und an erneute Maßnahmen entsprechend strenge Maßstäbe angelegt.

S. Fragen zu Selbsthilfe, Selbsthilfeorganisationen und weiterführender Literatur

Mir reicht meine Krankheit. Warum soll ich mich mit dem Leid anderer Betroffenen belasten? 216

Sie sollen das nicht, aber Sie haben die Chance, Ihr Leid zu teilen: „Geteiltes Leid ist halbes Leid!“ Sie erleben sich dann vielleicht mit Ihrer Krankheit nicht so allein, nicht so alleingelassen. Sie erfahren möglicherweise Behandlungsmöglichkeiten oder Tipps und Tricks, auf die Sie selbst noch nicht gekommen sind. Sie können eigene Erfahrungen an andere weitergeben und diesen dadurch manchen Umweg ersparen. Sie können reifen im Umgang mit Ihren eigenen Ängsten und können anderen helfen, Ängste abzubauen.

Was oder wer ist die „DCCV“? 217

Die DEUTSCHE MORBUS CROHN / COLITIS ULCEROSA VEREINIGUNG e.V. (Inselstr. 1, 10179 Berlin, Telefon 030/2000392-0, Telefax 030/2000392-87, E-Mail: info@dccv.de, Internet: http://www.dccv.de/) ist der Bundesverband von und für Menschen, die an Morbus Crohn oder Colitis ulcerosa erkrankt sind. Sie wird von Betroffenen organisiert und ist eine der größten Patientenvereinigungen Deutschlands.

Die Hauptaufgabe der DCCV liegt in der persönlichen Beratung und Unterstützung von Betroffenen und ihren Angehörigen. Die DCCV vermittelt Kontakte zu Selbsthilfegruppen, Ärzten und anderen Spezialisten, Pflegepersonal, Krankenhäusern und Rehakliniken. Sie hilft bei Fragen und Problemen mit der Therapie und dem alltäglichen Leben mit CED. Insbesondere leistet sie Hilfestellung bei Auseinandersetzungen mit Krankenkassen, Sozial- und Versorgungsämtern, Rentenversicherungsträgern und Arbeitgebern. Hierfür steht den Mitgliedern vor allem der Arbeitskreis Sozialrecht zur Seite. Außerdem bietet die DCCV im Rahmen ihres Mitgliedsbeitrages allen Mitgliedern eine komplette Sozialrechtsversicherung mit freier Anwaltswahl und auf Wunsch einem speziell auf CED geschulten Anwalt im Anwaltsnetz der DCCV. Die Prüfung zur Deckung des Rechtsstreites wird gemeinsam mit der Versicherung und der DCCV durchgeführt.

Weitere Arbeitskreise (AK) der DCCV sind: AK CED & Stoma, AK Ernährungstherapie, AK Hochschule, AK Internet, AK Komplementärmedizin, AK Pouch, AK PSC, AK Youngsters sowie die Kind-/Eltern-Initiative.

Die DCCV betreibt auch Forschungsförderung und gibt Anregungen für neue Forschungsschwerpunkte. Sie vertritt die Interessen der Betroffenen in der Politik auf Bundes- und Landesebene. Vier Mal im Jahr erscheint das DCCV-Mitgliederjournal „Bauchredner"; außerdem gibt es Broschüren und Sonderdrucke zu vielen speziellen Themen rund um CED. Außerdem veranstaltet die DCCV regelmäßig bundesweit Arzt-Patienten-Seminare.

Außer der DCCV gibt es noch die Beratungsstelle der CED-Hilfe e.V. in 22309 Hamburg, Fuhlsbüttler Str. 401, Telefon 040/6323740.

218 Was oder wer ist die „ILCO"?

Die DEUTSCHE ILEOSTOMIE-COLOSTOMIE-UROSTOMIE-VEREINIGUNG e.V. (Thomas-Mann-Str. 40, 53111 Bonn, Telefon 0228/338894-50, Telefax 0228/338894-75) ist der Bundesverband für Stomaträger. Die Deutsche ILCO bemüht sich um den Abbau der Tabuisierung des Stomas und setzt sich für eine hochwertige, qualitätsgesicherte, professionelle Versorgung mit Stomahilfsmitteln und Arzneimitteln ohne unzumutbare finanzielle Belastung ein. Die Deutsche ILCO bietet Betroffenen Information in Wort und Schrift, Erfahrungsaustausch und Beratung zu Fragen des täglichen Lebens mit einem Stoma sowie eine unabhängige Interessenvertretung bei stomabezogenen Anliegen.

219 Mit welchen Problemen kann ich mich an Selbsthilfegruppen wenden?

- Basisinformationen zur Krankheit
- Informationen zum aktuellen Stand der Forschung, der Diagnosestellung und Therapie
- Auskunft zu neuen oder umstrittenen Behandlungsmöglichkeiten
- Kontaktsuche zu Betroffenen
- Suche nach Kontaktadressen von Ärzten und Kliniken
- Beratung bei krankheitstypischen medizinischen, seelischen und sozialen Problemen
- regionale Aktivitäten zur Interessenswahrung der Betroffenen mit CED

(Rechtsstand aller Fragen Juni 2015)

Wie erfahre ich einen Ansprechpartner in Wohnortnähe? 220

Viele Selbsthilfegruppen veröffentlichen ihre Termine in den Veranstaltungshinweisen der lokalen Tageszeitung.

Informationen über Selbsthilfegruppentreffen können Sie bei der örtlichen Geschäftsstelle Ihrer Krankenkasse bekommen.

Auch die Bundesgeschäftsstellen (Telefon und Fax ➡ Frage 208, ➡ Frage 209) vermitteln Ihnen Ansprechpartner (Anschrift oder Telefon) in Wohnortnähe.

Versuchen Sie es mit der Suchfunktion der Nationalen Kontakt- und Informationsstelle zur Anregung und Unterstützung von Selbsthilfegruppen (NAKOS) unter http://www.nakos.de/

Welche Literatur zu chronisch entzündlichen Darmerkrankungen ist empfehlenswert? 221

Deutsche Morbus Crohn/Colitis Ulcerosa Vereinigung: Bauchredner – DCCV-Journal – erscheint viermal jährlich und wird an alle DCCV-Mitglieder verschickt. Erhältlich über: Deutsche Morbus Crohn/Colitis Ulcerosa Vereinigung DCCV e.V. Inselstr. 1, 10179 Berlin, Tel: 030/20003920 Fax: 030/200039287, http://www.dccv.de/

Georg Tecker (Hrsg.): Gut leben mit Morbus Crohn, Colitis ulcerosa 5. Auflage. Trias-Verlag, Stuttgart, 2013

Harro Jenss, Franz Hartmann: Wirksame Hilfe bei Morbus Crohn und Colitis ulcerosa. 6. überarbeitete Auflage. Trias-Verlag, Stuttgart, 2003

Deutsche Morbus Crohn/Colitis ulcerosa Vereinigung – DCCV e.V. (Hrsg.): Chronisch entzündliche Darmerkrankungen: Morbus Crohn/Colitis ulcerosa. 2. neu bearbeitete Auflage. S. Hirzel-Verlag, Stuttgart, 2006

Deutsche Morbus Crohn/Colitis ulcerosa Vereinigung – DCCV e.V. (Hrsg.): Morbus Crohn & Colitis ulcerosa. Leben wie ich will. 2. völlig überarbeitete Auflage Trias-Verlag, Stuttgart 2013

Der informierte Patient (Broschürenreihe der Falk Foundation):
- Colitis ulcerosa und Morbus Crohn (S 80)
- Patientenfragen zu chronisch entzündlichen Darmerkrankungen (S 81)
- Ernährung bei chronisch entzündlichen Darmerkrankungen (S 84)
- Begleiterkrankungen bei Morbus Crohn (S 85)

- Medizinisches Stichwortverzeichnis zu chronisch entzündlichen Darmerkrankungen (S 86)
- Chronisch entzündliche Darmerkrankungen und seelisches Erleben (S 87)
- CED-Patienten-Tagebuch (für Erwachsene) (S 88)
- Mein CED-Pass (für Kinder) (S 89)
- Kortikosteroid-Therapie bei chron. entzündlichen Darmerkrankungen (Bu 80)
- Immunsuppressive Therapie bei chronisch entzündlichen Darmerkrankungen (Az 80)
- Mein Darm ist krank – was nun? Ein Ratgeber von und für Jugendliche und junge Erwachsene mit Morbus Crohn und Colitis ulcerosa (S 90)

Kostenlos erhältlich (auch zum Herunterladen) bei: Falk Foundation e.V., Leinenweberstr. 5, 79041 Freiburg, Fax 0761/1514-321 (http://www.falkfoundation.de/)

Pharmacia & Upjohn:

- Colitis ulcerosa und Morbus Crohn – Information für Patienten 1 (Autor: Prof. Dr. H. Malchow)
- Diät und Ernährung bei Patienten mit Colitis ulcerosa und Morbus Crohn – Information für Patienten 2 (Autor: Prof. Dr. H. Lorenz-Meyer)
- Psychische Probleme bei Colitis ulcerosa und Morbus Crohn. Colitis ulcerosa und Morbus Crohn – Information für Patienten 3 (Autor: Prof. Dr. H. Malchow)

Pharmacia & Upjohn GmbH, Herrn Burkhard Beetz, 91051 Erlangen

M. Pfeil, U. Weidel: Ernährung bei Morbus Crohn und Colitis ulcerosa. – Ein Ratgeber für Betroffene. CED-Hilfe e.V., Hamburg, 6. Aufl. 1997 (➡ Frage 206)

Merckle GmbH, Patienten-Service:

- Ernährungstipps für Patienten mit Morbus Crohn und Colitis ulcerosa (Autorin: R. Dötsch), 1995
- Perspektiven für ein Leben mit Morbus Crohn/Colitis ulcerosa
- CED-Pass
- Hörkassette „Ruhe für den Darm“

Merckle GmbH, Graf-Arco-Str. 3, 89079 Ulm, Fax 0731/402-619

Eine aktuelle Literaturliste hält die DCCV vor, abzurufen über: http://www.dccv.de/-